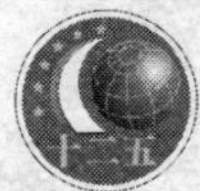

国家卫生和计划生育委员会“十二五”规划教材
全国高等医药教材建设研究会“十二五”规划教材
全国高职高专院校教材

供临床医学专业用

医学心理学
实训及学习指导

主　编　马存根　张纪梅

副主编　李合群　孙永胜

编　者（以姓氏笔画为序）

马存根（山西中医学院）
尹红新（山西中医学院）
许　燕（首都医科大学燕京医学院）
孙永胜（山西大同大学医学院）
李玉霞（漯河医学高等专科学校）
李合群（天津医学高等专科学校）
张纪梅（厦门医学高等专科学校）
张旺信（泰山医学院）
张海飞（山西大同大学教学医院）
郭先菊（长治医学院）

人民卫生出版社

图书在版编目(CIP)数据

医学心理学实训及学习指导 / 马存根，张纪梅主编. —北京：人民卫生出版社，2014

ISBN 978-7-117-19067-1

Ⅰ. ①医… Ⅱ. ①马…②张… Ⅲ. ①医学心理学—高等职业教育—教学参考资料 Ⅳ. ①R395.1

中国版本图书馆 CIP 数据核字(2014)第 111968 号

医学心理学实训及学习指导

主　　编： 马存根　张纪梅
出版发行： 人民卫生出版社（中继线 010-59780011）
地　　址： 北京市朝阳区潘家园南里 19 号
邮　　编： 100021
E - mail： pmph @ pmph.com
购书热线： 010-59787592　010-59787584　010-65264830
印　　刷： 三河市潮河印业有限公司
经　　销： 新华书店
开　　本： 787 × 1092　1/16　　**印张：** 6
字　　数： 150 千字
版　　次： 2014 年 7 月第 1 版　2018 年 7 月第 1 版第 3 次印刷
标准书号： ISBN 978-7-117-19067-1/R · 19068
定　　价： 15.00 元

前　言

随着医学模式的转变，医学心理学知识已经成为医学生必须学习和掌握的基础知识，也是助理执业医师资格考试的必考内容。为此，根据2013年8月召开的全国高职高专临床医学专业第七轮规划教材主编人会议的精神及新一轮教材编写原则，我们在编写第4版《医学心理学》教材的基础上，编写了配套教材《医学心理学实训及学习指导》，目的是有助于医学心理学的课堂教学、学生自学和复习以及助理执业医师资格考试。本实训与学习指导是根据医学高职高专教育的特点编写的，重点突出，简明扼要。

配套教材的学习纲要与助理执业医师资格考试大纲要求一致，在习题的类型上，完全采用了助理执业医师资格考试的试题类型，以便使学生能够尽早熟悉这一考试。此外，每章还增加了一到两个实训项目，使学生的学习过程能够按照POWER（Prepare、Organize、Work、Evaluate、Rethink）学习方法进行，有助于提高学习效果。全书每章均分学习要点、内容要点及案例教学、习题三个板块。内容要点及案例教学包括内容要点、本章难点及案例教学三部分；习题均为选择题。其中学习要点与助理执业医师资格考试大纲要求一致；在内容要点中我们列出了教材中每章各节的内容简介，以便于使用者浏览学习；选择题的题型涵盖了助理执业医师资格考试的全部题型，使学生在校就能熟悉这一考试。为了加强学生理解和应用所学知识分析和解决问题的能力，问答题涉及该章教材的主要内容。

本教材也适用于护理、预防医学和医学成人教育等相关专业的学生学习，同时也是精神卫生专业、全科医学专业、临床心理咨询专业等的住院医师学习的参考书。

编写过程中，得到参编院校，特别是山西中医学院、厦门医学高等专科学校、山西大同大学等单位的大力支持，在此致以诚挚的谢意！同时，衷心地感谢在本书编写过程中给予支持和帮助的诸多专家和同道。

由于编写时间仓促，书中难免会有错误和不足，希望专家和读者在使用中批评指正。

马存根　张纪梅

2014年3月

题型说明

《医学心理学实训及学习指导》中的习题题型是选择题，采用 A 型（最佳选择题）选择题。A 型题在全书中有 A1、A2、A3 和 A4 四种题型。以下是各类选择题题型的说明及解答方法：

A1 型题（单句型最佳选择题）：试题由 1 个题干和 5 个供选择的备选答案组成。题干以叙述式单句出现，备选答案中只有 1 个是最佳选择，称为正确答案，其余 4 个均为干扰答案。干扰答案或是完全不正确，或是部分正确。

A2 型题（病例摘要型最佳选择题）：试题由 1 个题干和 5 个供选择的备选答案组成。题干为简要病例，备选答案中只有 1 个是最佳选择。

A3 型题（病例组型最佳选择题）：试题首先提供一个以患者为中心的临床情景，然后提出 2～3 个相关问题，每个问题均与开始的临床情景有关，但测试要点不同，且问题之间相互独立。

A4 型题（病例串型最佳选择题）：试题首先提供一个以单一患者或家庭为中心的临床情景，然后提 2～3 个相关问题。当病情逐渐展开时，可以逐步增加新的信息。有时陈述了一些次要的或有前提的假设信息，这些信息与病例中叙述的具体患者并不一定有联系。提供信息的顺序对回答问题是非常重要的。每个问题均与开始的临床情景有关，又与随后的改变有关。回答这样的试题一定要以试题提供的信息为基础。

目　录

第一部分　实训指导

第二部分　学习指导

第一部分 实训指导

第二部分 学习指导

第一部分 实 训 指 导

实训项目一：生物 - 心理 - 社会医学模式的临床应用

【目的】

激发学生学习医学心理学的热情，初步树立整体医学观，以后能将生物 - 心理 - 社会的医学模式应用到临床医疗实践中。

【准备】

1. 材料　教材、实训指导、录像（生物医学和生物心理社会医学模式下的医患沟通）。
2. 学生　准备好纸笔，并事先阅读相关内容。
3. 场所　教室。
4. 时间　1 学时。

【方法与过程】

通过学生观看在生物医学和生物 - 心理 - 社会医学模式下医生与患者之间的沟通，分组讨论两种医学模式。

1. 教师带领学生复习第一章中生物 - 心理 - 社会医学模式的相关内容。
2. 观看录像，然后教师就两种医学模式指导下的医患沟通在医疗活动中的意义作提示。
3. 6 个人一组，按教师的提示进行小组讨论。要求：

(1) 讨论生物医学模式的缺陷；

(2) 讨论生物 - 心理 - 社会医学模式产生的历史必然；

(3) 讨论临床医疗工作如何树立正确的整体医学观。

4. 各组派代表在全班分享讨论结果。

【小结】

1. 教师针对学生小组讨论的情况给予指导，可以参与其中的一个小组。
2. 教师总结讨论情况。

备注：如果授课学校不具备录像播放条件，可以由学生或教师根据自己或亲人在求医活动中的经历，制作情景剧，然后进行讨论。方法及步骤与本实训相同。

（马存根）

实训项目二：人本主义理论在临床医学中的应用

【目的】

树立以人为本的思想，学会将“以病人为中心”的理念切实纳入临床医疗实践中。

【准备】

1. 材料　教材、实训指导、参考书。

2. 学生　准备好纸笔，并事先阅读相关内容。

3. 场所　教室。

4. 时间　1学时。

【方法与过程】

1. 教师带领学生复习第二章的主要内容，熟悉各种理论的人性观。

2. 6个人一组，按教师的要求进行小组讨论。要求：

(1) 讨论中要明确不同理论对人性的看法；

(2) 讨论人本主义理论与其他理论最大的不同点；

(3) 讨论临床医疗工作为什么要“以病人为中心”及其理论依据。

3. 各组派代表在全班分享讨论结果。

【小结】

1. 教师针对学生小组讨论的情况给予指导，可以参与其中的一个小组。

2. 教师总结讨论情况。

（张纪梅）

实训项目三：动机强度对学习效率的影响

【目的】

需要和动机对个体来讲是非常重要的，它能帮助个体获得目标。罗森塔尔效应显示了期望对个体发展的重要性。本实验旨在考察动机强度对学习效率的影响。

【准备】

1. 材料　教材、12首不常见的唐诗、实训指导、参考书。

2. 场所　教室(实训室)。

3. 时间　1学时。

【方法与过程】

1. 教师带领学生复习相关的知识点，熟悉动机的相关知识。

2. 将全班分为两组，要求：

(1) 对其中一组的指导语为：“请你们在半个小时之内记忆10首唐诗。”

(2) 对第二组的指导语为：“现在有10首唐诗，请你们在半个小时之内一定要记住。我非常相信大家的记忆能力，并确信你们一定能优质优量地完成任务。我会为你们感到自豪！”

(3) 半小时以后，检验两组被试对唐诗的记忆结果。

(4) 统计并比较两组的错误率。

【小结】

1. 根据动机强度对学习效率的关系，教师针对各组统计结果进行分析。

2. 教师点评并总结。引导学生正确地认识动机强度，讨论如何才能科学地提高个体的行为效率。

（孙永胜　张海飞）

实训项目四：认识影响问题解决的因素

【目的】

具备将所学知识迁移应用于实际，解释日常生活、学习和工作中影响问题解决的因素。使学生学会创造性思维能力的培养。

【准备】

1. 材料　桌上放 3 支短蜡烛，3 只火柴盒，几根火柴，几枚图钉，一块竖直放置的木板（木质较软）。教材、实训指导、参考书。

2. 场所　教室。

3. 时间　1 学时。

【方法与过程】

1. 教师带领学生复习相关的知识点。

2. 全班分为两组，按教师要求进行：要求运用桌上的任何物品，将 3 支蜡烛固定在软木板上，而且要与木板平面平行，与桌面垂直。在材料放置时有两种设置方式：①蜡烛、火柴和图钉分别装在 3 个火柴盒里。②蜡烛、火柴、图钉和火柴盒分开放置，火柴盒里不放任何东西。两种设置方式的唯一区别是，火柴盒里是否装了东西。

实验时，第一组被试者在第一种设置方式下独立解决问题，第二组被试者是在第二种设置方式下独立解决问题。记下在规定时间（30 分钟）内成功解决问题的各组人数。

3. 各组派代表在全班分享讨论实验结果。

【小结】

1. 教师巡视各小组并给予指导。

2. 教师点评并总结小组讨论，分析实验中两组同学成绩相差的原因。引导学生学会如何培养创造性思维的能力。

（孙永胜　张海飞）

实训项目五：搭建人际关系“金字塔”

【目的】

让学生们了解自己的人际关系，以便能利用大学时间完善自己的人际关系，为以后的工作、生活打下坚实的基础。

【准备】

1. 材料　教材、实训指导、参考书。

2. 学生　准备好纸笔。

3. 场所　教室。

4. 时间　1 学时。

【方法与过程】

1. 教师向学生介绍实训项目的具体做法和要求。

指导语：

每个人都会有一些朋友，但不同的朋友在你心目中的位置却是大有不同的，请按照下面的提示，写出“金字塔”每一层朋友的名字，搭建自己人际关系的“金字塔”。

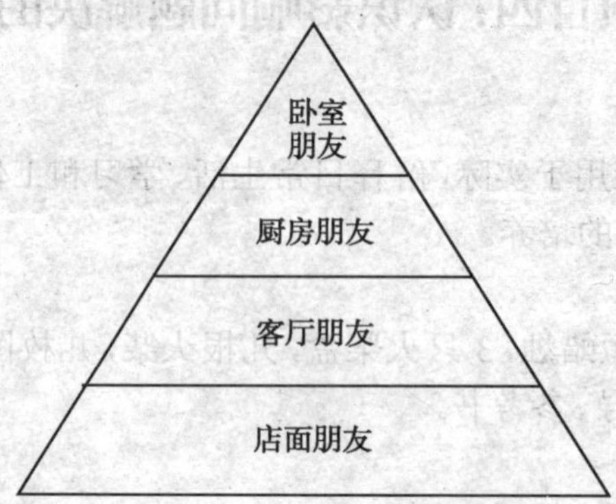

说明：

一楼：店面朋友，通常几句固定的问候语就够用了，如你好吗？吃了没？去哪里？

二楼：客厅朋友，可以坐在一起聊聊天，讨论目前的学习，憧憬未来的前途，交流最近的媒体新闻……大家一起打发时间，可以化解每一个人内心的孤独，然后觉得自己好幸福啊。

三楼：厨房朋友，互相之间可以推心置腹，觉得自己被对方充分了解，人生一点也不寂寞。

四楼：卧室朋友，是在任何时候都可以给予无私帮助的朋友。

2. 同学按照说明自行填写

(1) 自己看一下自己的“金字塔”是否牢固；

(2) 与同学比一比，谁的“金字塔”更牢固？

3. 自愿介绍自己的人际关系“金字塔”

【小结】

1. 教师给予学生交友指导，以帮助同学建立良好的人际关系和社会支持。

2. 教师总结讨论情况。

活动解读：朋友是有层次的，把各种朋友进行分类，其目的就在于要从中发现影响我们学习、事业的最主要的人际关系，然后有目的、有意识地加强和主要人际关系的交往，为自己创造良好的人际关系环境，构筑起牢固的支持系统。如果你的“楼层”还不坚固，那么好好利用你的大学生活吧，就从现在开始搭建你心灵的“楼层”。开始行动吧！

（许　燕）

实训项目六：心理应激的应对策略

【目的】

协助成员明确以往的生活事件对当前生活的影响，并对自己的情绪做出正确的处理。

【准备】

1. 材料　教材、实训指导、参考书。

2. 学生　准备好纸笔，并事先阅读相关的内容。

3. 场所　教室。

4. 时间　1学时。

【方法与过程】

1. 阅读教材，了解生活事件对人健康的影响。

2. 6人一组，按教师的要求进行小组讨论。

3. 操作，指导者要求成员闭目安静，然后回忆起人生中最快乐（或最悲哀，最痛苦）的时刻或事件。

4. 静思5分钟后，请大家睁开眼睛，记下自己想起的事件，并向小组成员讲述自己的经历，其他成员则协助讲述者具体界定他此时此刻的内心感受。

5. 小组成员与讲述者分析快乐或痛苦的原因，认清过去的经历对现在及生活的影响。

6. 探讨每个人目前不同的生活处境与问题。

7. 记录成员在活动中对自己的新发现。

【小结】

1. 由于活动可能触及成员的内心深处的感受，老师要巡视每个小组，预备充分的时间，适当处理和协助成员解决情绪问题，避免任何负面影响。

2. 老师总结各组的讨论情况，对积极参与小组活动的个体提出表扬和鼓励。

（张旺信）

实训项目七：心理障碍的病例分析讨论

【目的】

帮助学生掌握心理障碍的诊断标准及应用，并能够对相应的病例进行分析。

【准备】

1. 材料　教材、实训指导、参考书。

2. 学生　准备好纸笔，并事先阅读相关的内容。

3. 场所　教室。

4. 时间　1学时。

【方法与过程】

1. 阅读实训指导的案例，分析病例的关键点。

2. 6人一组，按问题的提示进行小组讨论。

3. 各小组成员总结讨论结果并发言。

4. 记录各小组成员的发言并对照自己小组的分析结果。

【小结】

1. 注意运用诊断标准分析病例并发现问题，尽量减少无根据的发言。

2. 老师总结各组分析讨论的情况，总结并对正确的分析方法给予肯定。

（李合群）

实训项目八：心理障碍病例分析

陈先生，36岁，司法公务员。因全身多种不适症状不能确诊，而来门诊就诊。

患者两个半月前在执法工作中因紧张，并连续工作感到疲劳时出现乏力、头昏、手抖、突然感到烦躁，当时休息后症状缓解。半个月前开始感到不适，主要症状为没有精神，情绪低落，乏力，不愿意去工作，感到工作压力大，对很多平时感兴趣的事都觉得乏味，伴有头昏、不愿意思考问题、烦躁、食不甘味、失眠等。去医院进行相关的检查，但是经过几次检查，包括检验血液、尿等项目检查，未发现明显的异常。医生认为躯体病症可以排除。医生根据检查结果建议住院进一步检查或会诊以明确诊断。

讨论题：1. 你认为陈先生是否属于心理障碍？

2. 你认为陈先生属于哪种类型的心理障碍？可否考虑心理评估？

3. 该病例应如何进行鉴别？可否排除心理应激相关障碍？

（李合群）

实训项目九：心理测验

一、EPQ

【目的】

通过实际操作和演练，掌握心理测验实施的方法和程序。EPQ是一个经典的人格测验，通过此测验的测试，还可帮助学生了解自己的人格类型，进一步加深对自我的认知。

【准备】

1. 材料　教材、艾森克人格问卷（EPQ）。
2. 学生　准备好纸笔，并事先认真阅读和领会指导语。
3. 场所　教室。
4. 时间　1学时。

【方法与过程】

通过学生的实际操作和演练，掌握心理测验实施的方法和程序，分组讨论并分析测验结果。

1. 教师带领学生复习第七章中心理测验法和人格测验的相关内容。
2. 在教师指导下，每个学生进行EPQ的自评并计算出测评结果。
3. 6个人一组，按教师的提示进行小组讨论。要求：

(1) 讨论心理测验的不同分类方法，EPQ按照不同分类方法分别属于哪种类型；

(2) 讨论心理测验的操作规定和实施程序；

(3) 讨论EPQ的结果，评价该测验的效度；

(4) 通过重测来检验EPQ的信度。

4. 各组派代表在全班分享讨论结果。

【小结】

1. 教师针对学生小组讨论的情况给予指导，可以参与其中的一个小组。
2. 教师总结讨论情况。

二、SCL-90

【目的】

通过实际操作和演练，掌握评定量表的特点、实施的方法和程序，SCL-90是一个经典的评定量表，通过该量表的评定，还可以帮助学生了解自己的心理健康状况，进一步加深对自我的认知。

【准备】

1. 材料 教材、SCL-90。

2. 学生 准备好纸笔，并事先认真阅读和领会指导语。

3. 场所 教室。

4. 时间 1学时。

【方法与过程】

通过学生的实际操作和演练，掌握评定量表的特点、实施的方法和程序，分组讨论并分析测验结果。

1. 教师带领学生复习第七章中心理测验法和评定量表的相关内容。

2. 在教师指导下，每个学生进行SCL-90的自评并计算出测评结果。

3. 6个人一组，按教师的提示进行小组讨论。要求：

(1) 讨论评定量表的分类，SCL-90属于哪种类型的评定量表；

(2) 讨论评定量表的操作规定和实施程序，掌握结果分析的评价指标和解释方法；

(3) 讨论SCL-90的结果，评价该测验的效度；

(4) 通过重测来检验SCL-90的信度。

4. 各组派代表在全班分享讨论结果。

【小结】

1. 教师针对学生小组讨论的情况给予指导，可以参与其中的一个小组。

2. 教师总结讨论情况。

（尹红新）

实训项目十：行为疗法在临床实践中的应用

【目的】

掌握放松训练技术和系统脱敏技术，将这两项技能应用到临床实践中。

【准备】

1. 材料 教材、实训指导、参考书。

2. 学生 准备好纸笔，并事先阅读相关的内容。

3. 场所 教室。

4. 时间 2学时。

【方法与过程】

1. 教师带领学生复习第八章中行为疗法的主要内容，熟悉放松训练和系统脱敏疗法的具体操作步骤。

2. 老师带领学生练习放松训练，要求大部分学生能进入放松状态。

3. 学生两人一组分别练习放松训练，直到能基本掌握放松的要领。

4. 然后6个人一组，选出一名自愿的学生作为患者，进行想象系统脱敏治疗，按照如下步骤去做：

(1) 找出使患者感到恐怖或焦虑的事件；

(2) 将患者报告出的恐怖或焦虑事件按等级程度由小到大的顺序排列；

（3）开始按照由低到高的等级顺序清晰地想象焦虑事件，出现焦虑情绪的时候停止想象并全身放松，之后反复重复以上的过程，直到患者不再对想象感到焦虑或恐惧，那么该等级的脱敏就完成了。以此类推做下一个等级的脱敏训练。

（4）治疗结束后由患者报告治疗效果。

【小结】

1. 教师针对学生小组的情况给予指导，可以参与其中的一个小组。

2. 教师总结讨论实践效果。

（李玉霞）

实训项目十一：危机事件集体减压（CISD）

【目的】

在灾难性事件发生后24～48小时之间迅速建立一个支持性团体，对灾难事件中涉及的所有人员进行系统的缓减压力和心理支持。

【准备】

1. 材料　教材、实训指导、参考书、一个灾难性事件（如：5•12汶川地震）的文字材料、团体活动契约。

2. 学生　事先阅读相关的内容。

3. 场所　教室。

4. 时间　2学时。

【方法与过程】

1. 教师带领学生复习第九章的主要内容，熟悉危机事件集体减压过程及规则，解释保密原则。

2. 学生分组：6人一组，每组指定一名组长，负责主持本小组的讨论活动。

3. 小组内每个成员轮流发言，讨论分两轮进行，第一轮分享自己阅读文字材料后的回忆所闻、所见，第二轮分享自己的感受。

4. 他人发言时，每一个成员都要认真倾听，不打断、不反驳、不批评、不指责，对讨论中所涉及的任何信息均要严格保密。

5. 每个组长代表本小组在全班分享该组讨论及共同的感受。

6. 教师解释在危机事件中，任何情绪的出现都是正常反应。

【小结】

1. 教师就各组的讨论结果进行总结。

2. 教师针对学生小组讨论的情况给予指导，解释本次的实训只是模拟，并非真实情况，对省略的环节进行口头阐述。教师可以参与其中的一个小组讨论。

附1：在操作过程中，危机事件集体减压一般分为六个阶段。

第一期：介绍期。指导者进行自我介绍，介绍危机事件集体减压的规则，仔细解释保密的问题。

第二期：事实期。请参加者描述事件发生过程中自己及事件本身的一些实际情况；询问参加者在这些严重事件过程中的所在、所闻、所见、所嗅和所为；每一位参加者都必须发言，然后参加者会感到整个事件由此而真相大白。

第三期：感受期。询问有关感受的问题：事件发生时您有何感受？您目前有何感受？以前您有过类似的感受吗？

第四期：症状期。请参加者描述自己的应激反应综合征症状，如失眠、食欲不振、脑子不停地闪出事件的影子，注意力不集中，记忆力下降，决策和解决问题的能力减退，易发脾气，易受惊吓等；询问事件过程中参加者有何不寻常的体验，目前有何不寻常的体验？事件发生后，生活有何改变？请参加者讨论其体验对家庭、工作和生活造成的影响和改变？

第五期：辅导期。介绍正常的反应；提供准确的信息，讲解事件、应激反应模式；应激反应的常态化；强调适应能力；讨论积极的适应与应付方式；提供有关进一步服务的信息；提醒可能的并存问题（如饮酒）；给出减轻应激的策略；自我识别症状。

在辅导期，由于每个人的适应能力不同，这个阶段是让人区分哪些反应是正常的、合理的，哪些反应是过度的。突发事件后一个月内出现的对事件的敏感反应，被动的回忆，情绪变得烦躁或者抑郁，和人疏远等，属于突发事件后的一般反应。但如果说一个月后这些反应没有减弱，则是过度了。对于这些心理反应，转移注意力，培养兴趣，计划自己一天的工作，和亲人沟通自己的感觉，或者求助心理医生，都是积极的应对方式。但如果通过喝酒等方式来对付心理反应，或者强制压抑就不是好的应对方式了。

第六期：恢复期。总结晤谈过程；讨论行动计划；重申共同反应；强调小组成员的相互支持；挖掘可利用的资源。主持人总结后，回答参与人员的问题，提供后续服务的保证。

整个过程需2～3小时（一个单元时间）。严重事件后数周内进行随访。

附2：团体契约

我自愿参加本次团体活动，在活动期间愿做出如下承诺：

1. 对于小组成员在活动中所言所行我绝对保密，除活动外，我不做任何有损小组成员利益的事。

2. 小组活动时，我对其他成员持信任态度，愿意对他们表露自己，与之分享自己的情感与认识，并耐心地听取其他小组成员的分享，对他人表露，我愿意提供反馈信息。

3. 小组活动时，我不对他人进行人身攻击。

4. 小组活动时，我不做任何与小组活动无关的事。

5. 活动时，将通讯设备调成静音或振动，不影响团体活动的进行。

小组成员签名：

（郭先菊）

实训项目十二：各类患者心理变化的特点及干预

【目的】

掌握患者角色和常见患者角色的适应问题，患者的一般心理需要；熟悉患者不遵医行为的主要原因、能识别患者的情绪变化，并能采用有效的手段进行干预。

【准备】

1. 材料　教材、实训指导、录像。

2. 学生　准备好纸笔，并事先阅读相关的内容。

3. 场所　多媒体教室。

4. 时间　1学时。

【方法与过程】

通过学生观看录像或现场模拟各类患者患病后的表现，分组分类讨论某种 / 某类病程疾病患者的角色在适应中的心理变化、心理需要，以及这些变化对患者求医行为的影响，并讨论有效的针对性的干预措施。

1．教师带领学生复习第十章中患者心理变化的相关内容。

2．观看录像或做标准化病人模拟场景，然后教师就录像或场景中患者的心理活动特点作提示。

3．6 个人一组，按教师的提示进行小组讨论。要求：

(1) 讨论患者的一般心理特点；

(2) 讨论录像中患者的心理特点和角色适应问题；

(3) 讨论如何采取行之有效的干预方法，促进患者康复。

4．各组派代表在全班分享讨论结果。

【小结】

1．教师针对学生小组讨论的情况给予指导，可以参与其中的一个小组。

2．教师总结讨论情况。

备注：如果授课学校不具备录像播放条件，可由老师提前布置作业，要求学生分组在课外熟悉某类疾病患者的心理特点，创作成标准化病人的表演形式，然后进行讨论。方法及步骤与本实训相同。

（孙永胜）

第二部分　学习指导

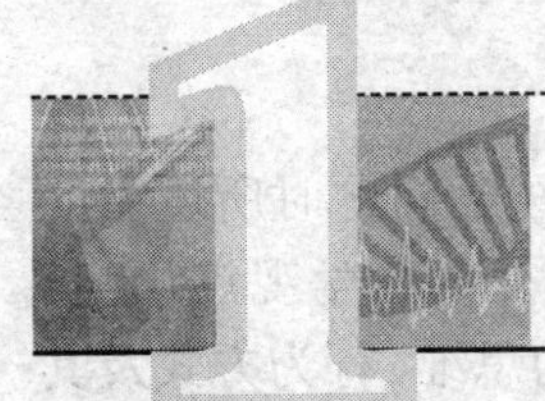

第一章

绪　论

内容要点

第一节　概　述

一、医学心理学的定义及学科性质

医学心理学是研究心理因素在人体健康和疾病及其相互转化过程中的作用及其规律，并利用心理学的理论、方法和技术对在疾病的预防、诊断、治疗和康复等方面出现的心理问题进行研究和干预的科学。

医学心理学是近代从心理学中发展起来的一个分支，是医学和心理学相结合而产生的一门交叉学科，它既具有自然科学的性质，又具有社会科学的性质，是自然科学和社会科学相结合的边缘学科。同是，医学心理学兼有心理学和医学的特点，既是医学和心理学的基础学科，也是它们的应用学科，是这两个学科共同的分支学科。

二、医学心理学的相关学科

与医学心理学相关的学科有临床心理学、健康心理学、心理生理学与生理心理学、心身医学、异常心理学、心理诊断学、心理治疗学、咨询心理学、护理心理学、神经心理学等。此外，与医学心理学相关的学科还包括缺陷心理学、康复心理学和药物心理学等。

三、医学心理学的任务

随着医学和社会科学的进步，医学心理学正在试图全面了解疾病的本质，探索疾病的干预方法：①研究心理因素在各类疾病发生、发展和变化过程中的作用规律；②研究心身相互作用及其机制；③研究疾病过程中的心理行为特征及其变化规律；④研究如何将心理学理论和技术应用于人类健康的促进和疾病防治。

四、开设医学心理学课程的目的

通过医学心理学的学习，使医学生达到以下三个目的：①树立整体医学观；②掌握一些医学心理学的诊断和治疗方法；③树立正确的挫折观并学会应对困境的方法。

第二节　医学模式转变与医学心理学

医学模式又叫医学观，是指医学的主导思想，是人们考虑和研究医学问题时所遵循的总的原则和总的出发点，即人们从总体上认识健康和疾病及其相互转化的哲学观点，包括健康观、疾病观、诊断观、治疗观等，它影响着某一时期整个医学工作的思维、行为方式及其结果，从而使医学带有一定的倾向性、习惯化了的风格和特征。

一、生物医学模式

生物医学模式是建立在经典的西方医学基础之上的，尤其是细菌论基础之上的医学模式。该模式认为：任何疾病都必须而且可以在器官、细胞和生物大分子上找到可测量的形态或理化的变化及特定原因。即利用了自然科学的实证加推理的认识论和方法论来认识疾病和健康。由于其在医疗活动中明显地反映出生物科学属性，故称之为生物医学模式。

二、生物 - 心理 - 社会医学模式

生物 - 心理 - 社会医学模式是指建立在系统论和整体观之上的医学模式，它要求医学把人看成是一个多层次的、完整的连续体，也就是在健康和疾病问题上，无论是致病、治病，还是预防及康复等方面都应将人视为一个整体，要综合考虑生物的、心理的以及社会的各种因素的综合作用。

生物 - 心理 - 社会医学模式出现的时代动因、研究和关注的重点包括：①疾病谱和死亡顺位结构的变化；②不良的生活、行为方式成为影响人类健康的重要因素；③社会因素对健康和疾病的作用增强；④人们需求层次的提高；⑤人类认识水平的提高。

三、医学心理学关于健康和疾病的观点

健康应包括心、身两个方面，概括地表述就是世界卫生组织（WHO）下的定义，即“健康是人们身体、心理、社会适应和道德品质的良好状态。”健康应包含生理健康、心理健康、社会适应良好和道德健康四个层次。与健康相反的是疾病（躯体的、心理的或精神的）。健康和疾病不是两个对立的概念，而是一个连接链条的两极，可以在生物、心理和社会因素作用下发生相互转化。

我国医学心理学工作者对于健康和疾病的观点：①人是一个完整的大系统的观点；②心身统一的观点；③社会因素和环境因素对个体影响的观点；④认知和自我评价作用的观点；⑤建立积极应对方式的观点。

四、医学心理学在现代医学中的地位

医学心理学的产生和发展在现代医学中占据着重要的地位：①促进医学模式转变的需要；②促进疾病预防战略转变的需要；③临床医疗工作特点及建立新型医患关系的需要。

第三节　心理学和医学心理学简史

冯特在莱比锡大学创建世界上第一个心理学实验室是心理学产生的标志。

一、古代心理学思想

17～19 世纪中叶，西方的心理学仍属于哲学思想的范畴，还没有形成一门独立的学科。在欧洲，德国哲学家葛克尔首先使用“心理学”这个名词来命名自己的著作。

中国是世界心理学思想最早的发源地之一，心理学技术在我国古代的应用也是十分广泛的。历史上关于心身相关、心身保健等丰富的思想遗产为医学心理学的发展提供了思想基础。

二、现代心理学的诞生与演变

1879 年德国学者冯特在莱比锡大学创建了世界上第一个心理学实验室，标志着心理学真正地脱离了哲学而成为一门独立的学科。

三、医学心理学的兴起与发展

医学心理学的诞生应追溯到 1852 年德国的洛采出版的第一本《医学心理学》著作。第二次世界大战爆发前后，医学心理学在实际应用中得到了较快的发展。20 世纪 50 年代以来，许多新的研究成果与社会的需要紧密结合，医学心理学有了长足的进步。

四、我国医学心理学的发展

我国心理学的形成与 19 世纪末和 20 世纪初西方心理学的传播有着重要的关系，医学心理学也是在心理学逐渐成熟的过程中而形成的。《心灵学》是我国最早翻译的一本哲学心理学书籍。1917 年，陈大齐等人在北京大学哲学系建立了全国第一个心理学实验室，并出版了我国第一本大学心理学课本《心理学大纲》，标志着我国现代科学心理学的开端。但在 1921～1949 年的时间里，由于我国处于三次国内革命战争和抗日战争时期，心理学的发展受到了较大的阻碍。新中国成立以后，中国的心理学进入了新的历史时期，但是又被“文革”终止。20 世纪 70 年代末，医学心理学事业又呈现出一派欣欣向荣的局面，至此医学心理学在我国走上了健康有序的发展道路。

重点和难点解析

本章重点：掌握医学心理学的定义和学科性质，医学模式转变。

本章难点：通过绪论的学习，正确理解和掌握医学心理学的定义及学科性质；在新的医学模式指导下，初步树立整体医学观和正确的健康观，达到良好的职业素养，为后续知识的学习打下坚实的基础。

医学心理学是顺应生物 - 心理 - 社会医学模式而出现和发展起来的一门新兴的医学教育课程，既是理论学科也是应用学科，它既具有自然科学的性质，又具有社会科学的性质，是自然科学和社会科学相结合的边缘学科。同时，医学心理学兼有心理学和医学的特点，既是医学和心理学的基础学科，也是它们的应用学科。

（马存根）

练　习　题

A1 型题

1. 医学心理学是哪两种学科的交叉

A. 生理学与心理学　　B. 生命科学与心理学

C. 伦理学与心理学　　D. 医学与心理学

E. 医学与临床心理学

2. 把心理学的知识应用于预防医学，研究维持心身健康的原则和措施，以保持和促进心身健康，从而达到预防疾病的目的的学科是

A. 健康心理学　　B. 心理生理学

C. 变态心理学　　D. 临床心理学

E. 心身医学

3. 医学心理学的具体任务不包括

A. 研究心理因素在各类疾病发生、发展和变化过程中的作用规律

B. 研究心身相互作用及其机制

C. 研究营养因素在疾病发生和康复中的作用

D. 研究疾病过程中的心理行为特征及其变化规律

E. 研究如何将心理学理论和技术应用于人类健康的促进和疾病防治

4. 医学心理学是以下哪个学科的分支学科

A. 哲学　　B. 生理学

C. 伦理学　　D. 人体学

E. 医学和心理学

5. 生物-心理-社会医学模式

A. 最早被提出是在 19 世纪中叶　　B. 1977 年由美国医生提出

C. 由德国人冯特首先提出　　D. 最早提出于 18 世纪

E. 古代中国即提出

6. 关于医学模式的观点错误的是

A. 是一种哲学观在医学上的反映

B. 随着历史的发展而不断发展变化

C. 生物-心理-社会医学模式的提出并不排斥生物医学的研究

D. 新的医学模式以心身一元论为基本指导思想，坚持病因一元论的观点

E. 医学心理学促进和推动了医学模式的转变

7. 生物-心理-社会医学模式出现的时代动因不包括

A. 疾病谱和死亡顺位结构的变化

B. 传染病特别是艾滋病的泛滥

C. 社会因素对健康和疾病的作用增强

D. 人们需求层次的提高

E. 人类认识水平的提高

8. 1879年，建立世界上第一个心理实验室的是

A. Lotze BH　B. Witmer L

C. Cattel JM　D. Freud S

E. Wundt W

9. 最先提出了“医学心理学”这一术语的学者是

A. 洛采　B. 弗洛伊德

C. 比奈　D. 塞里

E. 坎农

10. 健康是指

A. 身体处于良好状态

B. 身体和道德品质处于良好状态

C. 身体和心理处于良好状态

D. 身体、心理、社会适应和道德品质处于良好状态

E. 身体、心理、社会适应处于良好状态

11. 心理科学的诞生时间是

A. 1796年　B. 1879年

C. 1905年　D. 1908年

E. 1590年

12. 医学心理学研究医学中的心理行为问题，涉及

A. 康复医学　B. 临床医学

C. 基础医学　D. 预防医学

E. 几乎所有医学领域

13. 以下不符合医学心理学观点的是

A. 强调心理因素在临床的主导作用

B. 强调个体内外环境因素相互作用在临床上的意义

C. 强调疾病过程中心身相关作用的意义

D. 强调临床医学模式改变的迫切性

E. 强调情绪因素对机体各器官生理、生化功能的影响

14. 医学心理学中的医学模式是指

A. 临床工作者的思维方式

B. 人们对健康的基本认识和对策

C. 社会上普遍采用的医疗保健措施

D. 从总体上认识健康和疾病及其相互转化的哲学观点

E. 医生治疗疾病的行为模式

A2型题

15. 某心理学工作者的主要任务是从心理或行为的角度研究躯体疾病的预防以及健康的维护和促进，此心理学工作者所从事的工作属于哪个范畴

A. 临床心理学　B. 心身医学

C. 行为医学　D. 健康心理学

E. 精神病学

16. 某医师多年来从事有关心理相关学科的临床和研究工作，以下哪项学科不是他所从事的工作范围

A. 变态心理学　　B. 咨询心理学
C. 心理治疗学　　D. 心理诊断学
E. 教育心理学

17. 某医学工作者致力于寻找心理学的办法改变或矫正人们有碍心身健康的生活方式和行为习惯，通过教育、训练和咨询等预防措施，预防心理障碍及各种心身疾病。他的工作范畴属于

A. 健康心理学　　B. 心理生理学
C. 变态心理学　　D. 临床心理学
E. 心身医学

A3 型题

（18～20 题共用题干）

某男性患者，65 岁。患胃癌 4 年，晚期，已失去手术治疗的价值，生命垂危，但病人疼痛明显。家属再三恳求医生，希望能满足病人心理上的渴求，收他入院。医生出于“人道”，将他破格接收入院。请用新的医学模式观点分析下列问题：

18. 按医院的职能和任务要求，下列哪点是不对的

A. 医院担负治病救人的任务，应该收治这个病人
B. 医院治病救人对所有病人都应一视同仁
C. 治愈率、床位周转率是考核医院效益的指标，因而不能收治晚期癌症病人
D. 病人家属已同意支付医药费，对医院经济管理无影响
E. 在医院内，病人有安全感，心理状态好

19. 从病人的权利分析，应该收治的最合理的理由是

A. 解除疾病痛苦是病人的基本需要
B. 病人无权享有这样的诊治护理权利
C. 人类的生存权利是平等的
D. 对待各种疾病的患者，应一视同仁
E. 病人参加了医疗保险，应该享受医疗帮助

20. 从医务人员的义务出发，下列除外哪点都是应该收治的

A. 医务人员有诊治病人的责任
B. 医务人员有解除病人痛苦的责任
C. 医务人员有无条件忠实于患者利益的责任
D. 晚期癌症，治好无望，不收也是符合医德要求的
E. 对治疗无望的危重病人，应收入医院进行治疗，目的是尊重人的生命价值

A4 型题

（21～23 题共用题干）

一名男性，某企业机关干部，平时不嗜烟酒，生活规律，但性情急躁，易激动，工作认真，争强好胜，雄心勃勃。一年前单位减员时调入集团下属的分厂工作，常因小事上火，发脾气。三日前因心绞痛入院，诊断为冠心病。

21. 病前病人的人格类型是

A. A型　　B. B型　　C. C型

D. D型　　E. 混合型

22. 发病的明显原因是

A. 物理性因素　　B. 化学性因素

C. 生物性因素　　D. 心理-社会因素

E. 工作因素

23. 病人的情绪反应属于

A. 抑郁反应　　B. 恐怖反应

C. 厌恶反应　　D. 愤怒反应

E. 应激状态

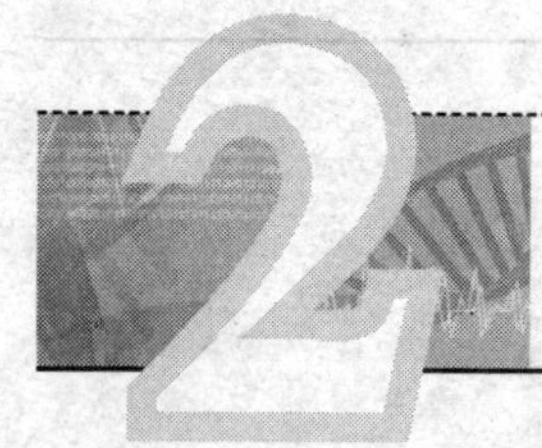

第二章

主要理论流派

内容要点

第一节　精神分析理论

一、心理结构理论

弗洛伊德把人的心理活动分为意识、前意识、潜意识三个层次。正常人的大部分心理活动是在潜意识里进行的，大部分的日常行为受潜意识驱动。被压抑在潜意识中的心理活动如果不能进入到意识中，就会以各种变相的方式出现，如口误、笔误、梦以及各种心理、行为或躯体症状等。

二、人格结构理论

弗洛伊德认为，人格由本我、自我和超我组成，本我、自我和超我之间的矛盾冲突和相互协调构成了人格的基础。如果本我和超我的矛盾冲突达到了自我无法调解的程度，平衡遭到破坏，个体就会产生各种心理和行为障碍。

三、心理发展理论

弗洛伊德把性作为潜意识的核心问题，他认为人的一切追求快乐的活动都是性的活动。人的性本能是一切本能中最基本的东西，是人行为的重要动机。性力（或称力比多 libido）是人格发展的动力。在人生的不同时期，个体性力满足的方式和部位不同。随着性力的满足，人格不断发展。按照性力的发展顺序和年龄的关系，他把人格发展分成五个时期，包括口欲期、肛欲期、性器期、潜伏期、生殖期。

“力比多”在发展过程中有固着和倒退两种危机。固着是停滞在某一个阶段，倒退是由后一个阶段退回到先前的阶段。固着可发生在任何一个阶段，如部分“力比多”停滞在某个发展阶段，可能会形成与其相关的人格，如“口腔期人格”、“肛门期人格”等。

四、焦虑与自我防御机制

弗洛伊德将焦虑分为三种形式：现实焦虑、神经质焦虑和道德焦虑。个体为了避免焦虑，常常在潜意识中运用自我防御机制。自我防御机制作为自我的一种防卫功能，人类在正常和病态的情况下都会不自觉地运用。运用得当，可以暂时减轻痛苦，缓解焦虑，防止精神崩溃，过度使用则是一种病态。

常见的自我防御机制有：压抑、否认、投射、反向、转移、抵消、合理化、代偿、退化、幻想、幽默、升华等。

五、释梦理论

弗洛伊德认为，如果个体将潜意识的性和攻击冲动在意识水平上直接给予表达，会使个体感到不安，于是通过梦来表达。因此，"梦乃是做梦者潜意识中冲突欲望的象征"，是通往潜意识的捷径。通过分析患者的梦，可以了解患者潜意识中的心理活动，为诊断、治疗神经症提供有价值的信息，梦的分析是精神分析疗法的重要技术之一。

第二节　行为学习理论

一、行为的概念

行为主义心理学的"行为"实际上泛指个体一切内在与外在的各种运动形式，包括一切外部活动、内脏活动和心理活动。该理论强调外在环境和学习过程，认为一切行为都是学习的结果，人的正常或病态的行为都是学来的，学习是支配人的行为和影响心身健康的重要因素。根据学习的基本规律，可以解释、预测和控制个体行为的获得、维持或消退。通过对学习各环节的干预或重新学习，可以矫正不良行为。

二、行为学习的原理

个体的行为因其形成过程不同可以分为反应性行为和操作性行为，不同的行为其学习原理不同。反应性行为经由经典条件反射过程形成，操作性行为经由操作条件反射过程形成，同时人还可以通过观察模仿他人的行为而获得新行为。

（一）经典条件反射

1. 经典条件反射的定义　经典条件反射就是指某一中性环境刺激，通过反复与无条件刺激相结合，最终成为条件刺激，引起了原本只有无条件刺激才能引起的行为反应的过程。

2. 经典条件反射的意义　任何环境刺激，包括理化的、生物的、心理的和社会的变化，都可以通过经典条件反射机制影响人的行为。个体的一些正常或异常行为都可以通过经典条件反射过程建立。

3. 经典条件反射的特点

（1）强化：是指环境刺激对行为反应产生促进作用的过程。在经典条件反射中，非条件刺激与条件刺激反复结合的过程就是强化。结合次数越多，条件反射形成则越巩固。

（2）泛化：由于反复强化的作用，某些与条件刺激相近的环境刺激也可引起相同的条件反射，这种现象称为泛化。

（3）消退：非条件刺激长期不与条件刺激结合，即取消强化，条件反射可逐渐消失，这种现象称为消退。

（二）操作条件反射

1. 操作条件反射的定义　当某一行为出现时总能获得某种积极的结果，则个体逐渐学会对这种行为的操作，这就是操作条件反射。由于操作条件反射是个体借助于对工具操作的学习而形成的，故又称为工具操作条件反射。

2. 操作条件反射的意义　操作条件反射重视行为的结果对行为本身的影响。任何与个人的需要相联系的环境刺激，包括各种理化的、生物的、心理的和社会的变化，只要反复出现在某一种行为之后，都可能对这种行为产生影响。反过来，人类许多正常或异常的行为反应，包括各种习惯或症状，也可以因操作条件反射机制而形成或改变。

3. 操作条件反射的类型

(1) 正强化：正强化是指个体的某一行为使积极刺激增加，导致该行为逐渐增强的过程。

(2) 负强化：负强化是指个体的某一行为使消极刺激减少，导致该行为逐渐增强的过程。

(3) 消退：消退是指个体的某一行为使原有的积极刺激减少，导致该行为逐渐减弱的过程。

(4) 惩罚：惩罚是指个体的某一行为使消极刺激增加，导致该行为逐渐减弱的过程。

(三) 内脏操作条件反射

米勒 1967 年在内脏学习的实验中，对动物的某一种内脏反应行为（如心率下降）给予奖励，经过这种选择性的定向训练，结果动物逐渐学会了“操作”这种内脏行为，使心率下降，即内脏操作条件反射。

内脏操作性条件反射证明，心身症状往往是习得的，人的各种内脏活动也可以通过内脏学习获得意识的调节和控制。目前广泛应用的生物反馈治疗技术就是内脏操作条件反射原理的应用。

(四) 社会学习理论

社会学习理论也称示范作用。这种理论认为，人可以通过对一个具体模型行为活动的观察和模仿，学会一种新的行为类型，而不强调刺激和反应之间的联系。

班杜拉提出行为学习包括四个过程：注意、记忆、行动、强化。

根据社会学习理论，人类的许多行为，特别是社会行为可以通过示范作用而形成。

第三节　人本主义理论

一、马斯洛的需要层次理论

马斯洛认为，人的需要是所有行为的根本动力。他把人的需要分为五个层次，即生理需要、安全需要、爱和归属需要、尊重的需要、自我实现的需要。马斯洛把自我实现看做是人发展的最高境界，自我实现的人，能够接受自己，承认自己的弱点并努力去改进。自我实现的人不是完美的人，但他们尊重自己，对自己感到满意。

二、罗杰斯的自我形成理论

罗杰斯认为，刚出生的婴儿没有自我的概念。出生后，在与他人和环境的相互作用下，开始慢慢学会了区分“我”与“非我”。

在儿童寻求积极经验的过程中，有一种是受到他人的关怀而产生的体验，还有一种是受到他人的尊重而产生的体验，但他人的尊重和关怀是有条件的，这些条件体现着父母和社会的价值观，罗杰斯称之为“价值条件”。儿童不断通过自己的行为体验到这些价值条件，不自觉地将其内化为自我的一部分。当经验与自我之间发生冲突时，个体就会感到自我受到威胁而产生焦虑、烦躁等自我失调的表现。这种自我失调乃是人类适应不良的根源。

以人本主义理论为基础发展起来的以人为中心的疗法，以来访者为中心，重视来访者的人格尊严。在心理治疗中，只要给来访者提供自然的、和谐的、自由的心理氛围，来访者就会摆脱自我概念不一致带来的困扰，修复受损的自我实现的潜力，重新走上自我实现、自我完善的道路，成为一个健康的人。

第四节 其 他 理 论

一、认知理论

（一）埃利斯的观点

埃利斯提出了著名的ABC理论。其中，A指与情绪有关的诱发事件（activating events），B指人对诱发事件所形成的信念（beliefs），C指个人对诱发事件所产生的情绪与行为反应（consequences）。通常人们认为是A直接引起C，而事实并非如此，在A与C之间存在中介B。ABC理论认为，非理性信念是情绪或行为障碍产生的重要因素。

合理情绪疗法治疗实践的核心是通过改变来访者的想法和观念（B），来改变、控制其情绪和行为结果（C），其中所使用的重要方法是对不合理的信念加以驳斥和辩论（disputing irrational beliefs，D），使之转变为合理的观念，最终达到新的情绪和行为的治疗效果（new emotive and behavioral effects，E）。由此，埃利斯的ABC理论发展成了治疗情绪障碍的ABCDE模型。

（二）贝克的观点

贝克提出的情绪障碍认知理论认为，人的情绪障碍主要源自认知失调，可表现为"任意的推断、选择概括、过度引申、夸大或缩小、全或无思维。"改变功能失调的情绪和行为的最直接的方式就是修改不正确的和功能失调的思维。

二、心理生理理论

心理生理学认为，心理因素对人类健康和疾病发生的影响，必须通过生理活动作为中介机制。心理生理学重点研究各种心理活动的生理机制，尤其是心身关系、心身交互影响等，代表了心理学及疾病研究中的生理学研究方向。

重点和难点解析

本章重点：掌握不同理论流派对人性的认识及其心理病理观。

本章难点：如何正确理解、恰当评价不同流派的观点，并能将相关的知识运用到对人性的认识和对人的心理和行为的理解上。

精神分析强调潜意识的作用，重视人格不同部分之间的平衡对健康的影响，强调本能是推动人格发展的动力；行为主义重视环境对人的心理和行为的制约作用；人本主义主张需要是人格发展的动力，无条件积极关注是儿童健康成长的条件。认知理论认为个体对刺激的认知评价是决定情绪和行为的关键因素。

（张纪梅）

练 习 题

A1 型题

1. 弗洛伊德把无法被个体感知的心理活动称为

A. 直觉　　B. 潜意识　　C. 梦

D. 前意识　　E. 意识

2. 下列不属于精神分析理论的概念是

A. 防御机制　　B. 潜意识　　C. 力比多

D. 投射　　E. 自我失调

3. 在精神分析理论中，遵循“现实原则”行事的人格部分叫做

A. 本我　　B. 超我　　C. 理想我

D. 自我　　E. 现实我

4. 在弗洛伊德的人格结构中，属于道德、良心的部分叫做

A. 自我　　B. 超我　　C. 理想我

D. 本我　　E. 现实我

5. 弗洛伊德认为，心理障碍的根源是

A. 超我与自我的冲突　　B. 本我太强大

C. 超我太强　　D. 自我无法调解本我与超我的矛盾

E. 理想我与现实我的矛盾

6. 认为自我失调是人类适应不良的根源，这个学派是

A. 社会学习　　B. 人本主义

C. 认知学派　　D. 精神分析

E. 行为学习

7. 贝克提出的常见的认知歪曲形式有

A. 任意的推断、选择概括、过度引申、夸大或缩小、“全或无”思维

B. 任意的联想、选择概括、过度引申、夸大或缩小、“全或无”思维

C. 任意的推断、脱离实际、过度引申、夸大或缩小、“全或无”思维

D. 任意的推断、选择概括、过度引申、无中生有、“全或无”思维

E. 任意的决断、选择概括、过度引申、夸大或缩小、“全或无”思维

A2 型题

8. 某男，45 岁，病理科医生，经常向病人宣讲吸烟危害健康，但他自己却烟不离口。根据精神分析理论的观点，此人的人格特征可以称为

A. 肛门期人格　　B. 口腔期人格

C. 性器期人格　　D. 潜伏期人格

E. 自恋期人格

9. 一位家长因其 3 岁的孩子平时讲话总是大喊大叫而恼火，批评教育都无济于事，于是来寻求心理学的帮助。心理咨询师这样指导家长：当孩子再次大喊大叫时，家长可以装作没听见而不予理睬，一旦孩子心平气和地讲话时就及时夸奖。你认为，该咨询师指导家长训练孩子的方法属于哪个心理学流派？

A. 精神分析　　B. 行为学习
C. 认知学派　　D. 人本主义
E. 心理生理学派

A3 型题

（10～12 题共用题干）

某学派认为，每个人都生来具有自我实现的趋向，在心理治疗中，只要给患者提供自然的、和谐的、自由的环境氛围，患者就会摆脱自我概念不一致带来的困扰，修复受损的自我实现的潜力，重新走上自我实现、自我完善的道路，成为一个健康的人。

10. 在此理论基础上建立的心理治疗方法为
A. 强化法　　B. 以人为中心疗法
C. 精神分析疗法　　D. 认知疗法
E. 生物反馈

11. 这个学派是
A. 心理生理学派　　B. 行为学派
C. 人本主义学派　　D. 认知学派
E. 精神分析学派

12. 以人为中心疗法的创始人是
A. 贝克　　B. 马斯洛　　C. 弗洛伊德
D. 罗杰斯　　E. 华生

A4 型题

（13～15 题共用题干）

某男，应届硕士毕业生，在一次应聘面试失败后，情绪低落，以至于陷入抑郁状态。

13. 心理咨询师认为，该生抑郁的主要原因是他的不合理的认知。该心理咨询师的理论取向是
A. 精神分析　　B. 行为主义
C. 人本主义　　D. 认知理论
E. 心理生理理论

14. 心理咨询师所做的以下工作中，哪一项是不恰当的
A. 运用观察法　　B. 采用封闭式提问
C. 采用开放式提问　　D. 使用心理测验
E. 药物治疗

15. 如果该生是一名同时患有呼吸系统感染的病人，并在综合医院呼吸内科住院治疗，内科医生针对其抑郁情绪不能做的事情是
A. 关注他的情绪变化　　B. 建议他看精神科或临床心理科
C. 帮助他预约专科医生　　D. 告诉他要振作起来
E. 陪他去看专科医生

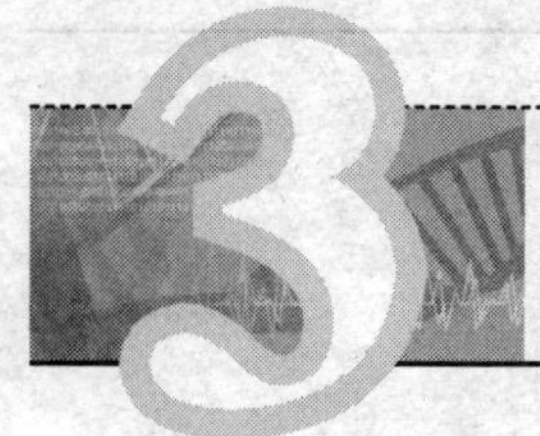

第三章

个 体 心 理

内容要点

第一节 认 知 过 程

认知过程是指人们获得知识或应用知识的过程，或信息加工的过程，是人的最基本的心理过程，是人脑对客观事物的现象和本质的反映过程。包括感觉、知觉、记忆、想象、思维和注意。其中思维是认知过程的核心。

一、感觉

感觉是人脑对直接作用于感觉器官的客观事物的个别属性的反映，是个体心理活动正常进行的必要条件，是其他高级心理活动的前提和基础。

感觉分为外部感觉和内部感觉两大类。感受器对适宜刺激的感受能力即为感受性，用感觉阈限大小来测量。感觉器官在刺激物的持续作用下感受性发生的变化，产生感觉适应；感觉器官在不同刺激物的作用下，感受性发生起伏波动变化的现象为感觉的对比；当不同类型的感觉因相互影响而产生的感受性变化，即为感觉的相互作用；在某种感受器受到损伤之后，经过社会生活与实践活动，其他感受器的感受性大大提高，产生了感受性的补偿。人的感受性在生活和劳动实践的长期锻炼中，是可以大大提高和发展的。

二、知觉

知觉是人脑对直接作用于感觉器官的客观事物的整体反映。一般根据客观事物的特征，知觉可分为空间知觉、时间知觉和运动知觉。

知觉的选择性、知觉的整体性、知觉的理解性和知觉的恒常性是知觉的基本特性。

人体会在客观事物刺激作用下产生对刺激的主观歪曲的知觉——错觉。错觉产生的原因或由于客观环境的变化，或与过去经验、习惯、定势、情绪等心理或生理因素有关。错觉现象是普遍存在的，在各种知觉中都可以发生，错觉有视错觉、形重错觉、时间错觉和方位错觉等。

三、记忆

记忆是过去经历过的事物在人脑中的反映。完整的记忆包括识记、保持、再认和再现。记忆有多种分类，根据记忆的内容不同分为形象记忆、逻辑记忆、情绪记忆和运动记忆；根据信息加工与记忆阶段分为瞬时记忆、短时记忆和长时记忆。

个体在生活、学习和工作中，对曾经识记过的内容在一定条件下不能恢复与提取，或者产生错误的再认与再现，都称为遗忘。遗忘可分为暂时性遗忘和永久性遗忘两类。

遗忘具有一定的规律与特点：不重要的和未经复习的内容容易遗忘；遗忘的进程不均衡，有先快后慢的特点；抽象材料比形象材料，无意义材料比有意义材料容易遗忘；前摄抑制和倒摄抑制对遗忘有重要的影响；遗忘还受兴趣、情绪和动机等心理因素的影响。

四、思维

思维是人脑对客观事物的概括和间接反映，它反映的是事物的本质属性和事物的内部规律性。根据思维活动的凭借物不同分为动作思维、形象思维和抽象思维；根据思维活动是否遵循逻辑规律分为逻辑思维和非逻辑思维；根据思维活动的指向性及答案多少不同分为求同思维和求异思维。

心理学家把解决问题的思维过程分为四个阶段，即提出问题、明确问题、提出假设、检验假设。

影响问题解决的因素有很多，既有情境因素也有个人因素，既有主观因素也有客观因素。在这些因素中影响问题解决的心理因素有：定势、迁移、功能固着。此外，动机强度及情绪状态等对问题解决也有影响。

五、想象与表象

想象是对大脑中已有表象进行加工改造形成新形象的过程。根据有无目的，想象分为有意想象和无意想象；根据想象内容的新颖程度，分为再造想象和创造想象。

表象是指过去感知过的事物形象在头脑中再现的过程。

六、注意

注意是指人的心理活动对一定对象的指向和集中，指向性和集中性是注意的两个特点。根据有无目的及是否需要意志努力，注意分为有意注意、无意注意和有意后注意。良好的注意应具有适当的范围、比较稳定、善于分配和主动转移等四个特点。

第二节　情 绪 过 程

一、情绪概述

情绪是人对客观事物的态度体验及相应的行为反应，由独特的主观体验、外部表现和生理唤醒等三种成分组成。

情绪是较为重要的心理活动，它对个体有着非常重要的影响：可以影响人的心身健康；情绪可以影响人的智力活动；情绪是人的行为的动力系统之一；情绪可影响人的社会交往和人际关系。

情绪可分为原始情绪和情绪状态。原始情绪又称为基本情绪，有快乐、愤怒、恐惧、悲哀四种；情绪状态可根据情绪发生时的强度、速度及持续时间不同分为心境、激情、应激。

个体在不同情绪状态下会发生呼吸节律、心血管活动改变、内外分泌腺体和脑电波发生变化等生理变化；个体发生情绪情感变化时面部表情、身段表情和言语表情等外部表现等主要表现也会发生改变。

二、情绪理论

心理学家提出了许多有关情绪理论来解释情绪产生的确切机制，比较有代表性的理论有情绪的外周理论、情绪的丘脑理论和情绪的认知理论。

情绪的外周理论又称詹姆斯 - 兰格理论，是由美国心理学家詹姆斯和丹麦生理学家兰格分别于 1884 年和 1885 年提出的基本观点相同的理论，因此被称为詹姆斯 - 兰格理论。该理论认为，刺激情境通过生理本能性反应引起生理变化，这些生理变化反馈到大脑才能产生情绪体验。

情绪的丘脑理论又称坎农 - 巴德理论，是由美国生理学家和心理学家坎农在总结了神经生理学研究成果的基础上于 1927 年提出的。该理论的主要观点是：外界刺激引起感觉器官的神经冲动，经传入神经传至丘脑，再由丘脑同时向上、向下发出神经冲动。向上传至大脑皮质产生情绪的主观体验；向下传至交感神经引起机体的生理变化。

情绪的认知理论是由沙赫特和辛格提出的，沙赫特认为，情绪的产生不单纯地决定于外界刺激和机体内部的生理变化，而是外界刺激、机体的生理变化和认知过程三者之间共同作用的结果，其中认知因素起着重要的作用。

第三节　意 志 过 程

一、意志概述

意志是指人自觉地确立行动目的，并根据目的调节和支配自己的行动，克服困难去实现预定目的的心理活动。目的是意志行动的前提；随意运动是基础；克服困难是核心。

二、意志的基本阶段

意志是人所特有的心理现象，有着发生、发展和完成的历程，分为准备阶段和执行阶段。

意志行动的准备阶段，是对行动和手段做出决定，包括在思想上权衡行动的动机、确定行动的目标、选择行动的方法并做出行动的决定。

意志行动的执行决定阶段，是执行所采取的决定完成意志行动计划，是意志行动的关键。包括克服困难执行计划、实事求是地修正计划。

三、意志行动的冲突

人们在意志行动中因时间、地点、条件以及各种主客观因素的限制，会出现各种目标冲突或动机斗争。主要表现为：双趋冲突、双避冲突、趋避冲突、双重趋避冲突。

四、意志行动中的挫折

当个体的意志行动受到无法克服的干扰或阻碍，预定目标不能实现时就会产生挫折。挫折是一种紧张状态和情绪反应，包括挫折情境、挫折认知和挫折行为。当挫折情境、挫折认知和挫折行为同时存在时，便构成了心理挫折。

五、意志的品质

构成人的意志诸因素的总和就是意志品质，主要包括自觉性、果断性、自制性和坚韧性等四个方面。

第四节　需要与动机

一、需要

需要是个体和社会的客观需求在人脑中的反映，是个体心理活动与行为的基本动力。根据需要的起源不同分为生理性需要和社会性需要；根据需要的对象不同分为物质需要和精神需要。美国人本主义心理学家马斯洛根据需要产生的先后顺序不同，把人的需要由低到高划分为五个层次。

二、动机

动机是指能引起、维持一个人的活动，并将该活动导向某一个目标，以满足个体某种需要的愿望和意图。动机具有始发功能、指向或选择功能、强化功能。引起动机的条件有内在条件和外在条件。

根据需要的种类不同，动机分为生理性动机和社会性动机；根据动机内容的性质和社会价值，分为高尚动机和低下动机；根据动机在活动中所起作用的大小，分为主导性动机与辅助性动机。

动机强度与活动效率呈倒 U 型曲线关系，即中等强度的动机水平活动效率最高。动机强度的最佳水平不是固定不变的，而是根据活动任务性质的不同而不同，活动任务比较简单时，动机强度较高可达到最佳水平；活动任务比较困难时，动机强度较低可达到最佳水平，这一规律也被称为耶克斯 - 多德森定律。

第五节　能　　力

一、能力概述

凡是能直接影响活动效率，使活动顺利完成的人格心理特征就是能力，它是人完成某种活动必要的心理条件。

能力分为：一般能力和特殊能力。一般能力是指在多种活动中表现出来的基本能力，特殊能力是指从事某种专业活动所必需的能力。

二、影响能力发展的因素

能力形成和发展受诸多因素影响：遗传与先天素质是能力形成和发展的自然前提和物质基础。孕期及婴幼儿时期的营养状况、早期经验对儿童心理发展有很大的影响，生动的和社会性的刺激有益于儿童感觉能力的发展，与成人交往机会频繁则有利于儿童语言的发展。教育和教学对能力的发展起主导作用；社会实践活动是人学习知识的重要途径，也是智力发展的重要基础；一个人要想发展能力，还要充分发挥自身的主观能动性及勤奋与努力。

第六节　人　　格

一、人格概述

人格是构成一个人的思想、情感及行为的特有的统合模式。它具有独特性、稳定性、整体性、功能性、生物性和社会性等特征。

人格是在遗传与环境的交互作用下逐渐形成并发展的。遗传是人格不可缺少的影响因素，但每个人都处在特定的社会文化环境中，文化对人格的影响极为重要。通常在智力、气质这些与生物因素相关较大的特质上，遗传因素的作用较重要；而在价值观、信念、性格等与社会因素关系密切的特质上，后天环境的作用可能更重要。社会文化、家庭环境因素以及早期童年经验共同决定着人格的形成与发展。另外，自然物理因素、生态环境、气候条件、空间拥挤程度等这些物理因素都会影响到人格的形成与发展。

二、人格结构

人格是一个复杂的结构系统，它包括许多成分，其中主要有气质、性格、自我调控等方面。

气质是受人的高级神经活动类型制约的，表现在人的心理和行为活动进行的速度、强度、内外倾向及灵活性等动力性方面的人格心理特征。气质不是指个人偶然表现在心理活动和行为方面的动力特征，而是一种典型稳定的特点；气质主要受先天生物遗传因素的影响和制约；气质具有相对稳定的特点。

代表性的气质学说有古希腊的医学家希波克拉底提出的气质的体液学说和前苏联生理学家巴甫洛夫的高级神经活动类型学说。

在一类人身上共有的或相似的心理特性的典型结合称为气质类型。构成气质类型的心理特征有：感受性与耐受性、反应的敏捷性和灵活性、外倾性与内倾性、情绪兴奋性、不随意反应性、稳定性和可塑性。上述心理特征的不同组合，构成了多血质、胆汁质、黏液质和抑郁质四种典型的气质类型。

气质类型可以作为职业选择的一种依据，气质在教育管理工作中具有一定的意义。但气质类型不具有道德评价意义，也不会影响活动的成就。

性格是指一个人对现实的态度和行为方式中比较稳定的、具有核心意义的人格心理特征。人的性格是在后天社会环境因素的影响下形成的，一旦形成就比较稳定，不容易改变。

心理学家把性格结构划分为四个基本特征：性格的态度特征、性格的意志特征、性格的情绪特征和性格的理智特征。

性格的形成受到多种因素的影响：家庭的社会地位、生活条件、生活方式、家庭成员之间的人际关系对儿童性格形成有重要的影响；学校教育对儿童性格形成的影响；职业活动及社会实践对儿童性格形成的影响。

人格具有自我调控系统，即人格中的内控系统或自控系统，由自我认识、自我体验和自我控制（或自我调节）三个子系统构成，通过对人格的各种成分进行调控，保持人格的完整、和谐统一。

重点和难点解析

本章重点：掌握个体心理的基础知识、基本概念，建立起科学的概念体系，使日常生活概念上升到科学概念的水平。同时将个体心理学知识迁移应用于生活和临床实践，学会与不同个性特征的患者交流与沟通，有效地提高临床工作的效率。

本章难点：理清认知、情绪、意志等心理活动之间的关系与联系。正确地认识三种不同情绪理论的基本观点和意义，并能将相关的知识运用于解释情绪对健康和疾病的影响。

（孙永胜 张海飞）

练习题

A1 型题

1. 对感受性和感觉阈限的描述，下述正确的是
   A. 感受性是用来评价感觉阈限的
   B. 感受性高低用感觉阈限大小来测量
   C. 感受性不能评价感觉阈限
   D. 感觉阈限是感受器对适宜刺激的感受能力
   E. 感受性是能引起某种感觉的刺激量
2. 下列哪个词语描述的是知觉现象
   A. 红色 B. 饥饿 C. 苹果
   D. 粗糙 E. 球形
3. 临床医师根据患者疾病的典型特征给疾病作出完整、正确的诊断，是
   A. 知觉的整体性 B. 知觉的选择性 C. 知觉的判断性
   D. 知觉的恒常性 E. 知觉的理解性
4. “杯弓蛇影”是一种
   A. 幻觉 B. 病理性错觉 C. 生理性错觉
   D. 情绪 E. 感觉
5. 在记忆过程中不包括的环节为
   A. 验证 B. 保持 C. 回忆
   D. 识记 E. 再认
6. 对概念、规则、定理、公式的记忆是
   A. 运动记忆 B. 形象记忆 C. 逻辑记忆
   D. 知识记忆 E. 情绪记忆
7. 由短时记忆进入长时记忆系统需要经过的过程是
   A. 注意 B. 想象 C. 思考
   D. 观察 E. 复述
8. 在考试中采用概念型选择题，从记忆看是测验学生对知识的
   A. 回忆 B. 识记 C. 迁移
   D. 再认 E. 概括

9. 人脑对同类事物的本质属性和事物内在规律性的反映，这是思维的
A. 概括性　B. 抽象性　C. 间接性
D. 逻辑性　E. 深刻性

10. 会骑自行车有利于学习骑两轮摩托车，这主要受下列哪种选项的影响
A. 定势　B. 正迁移　C. 负迁移
D. 动机强度　E. 兴趣

11. 注意的两个特征是
A. 广泛性与集中性　B. 指向性与稳定性
C. 广泛性与稳定性　D. 指向性与集中性
E. 间接性和概括性

12. 人既有情绪又有情感，是因为
A. 人既有生理需要又有社会需要　B. 情绪是情感的外在表现
C. 情绪冲动性大，情感少冲动　D. 情感受到情绪的制约
E. 情绪与情感互不影响

13. "忧者见之则忧，喜者见之则喜"是指
A. 悲哀　B. 愤怒　C. 情感
D. 情操　E. 心境

14. 按照现代心理学界的标准，四种基本情绪是
A. 忧虑、快乐、悲哀和愤怒　B. 忧虑、快乐、悲哀和恐惧
C. 忧虑、快乐、恐惧和愤怒　D. 快乐、悲哀、恐惧和愤怒
E. 快乐、忧虑、恐惧和愤怒

15. 坎农 - 巴德有关情绪的理论认为情绪的中枢在
A. 外周神经系统　B. 大脑皮层
C. 下丘脑　D. 丘脑
E. 脑桥

16. "前有断崖，后有追兵"，此时的心理冲突属于
A. 双趋冲突　B. 双避冲突
C. 趋避冲突　D. 双重趋避冲突
E. 多重趋避冲突

17. "人心不同，各如其面"，说明人格具有
A. 社会性　B. 独特性　C. 共同性
D. 稳定性　E. 遗传性

18. 动机产生的两个条件是
A. 需要和目的　B. 诱因和目的
C. 需要和诱因　D. 意志和目的
E. 需要和意志

19. 人格的核心是
A. 能力　B. 性格　C. 智力
D. 气质　E. 理想

20. 能力分为一般能力和特殊能力，属于一般能力的是

A. 色彩辨别力　　B. 音色分辨力
C. 手指敲击速度　　D. 记忆力
E. 绘画能力

21. 根据巴甫洛夫的高级神经活动类型说，胆汁质的神经过程基本特征是
A. 强、不均衡　　B. 弱
C. 强、均衡、灵活　　D. 强、均衡、不灵活
E. 强、不均衡、不灵活

22. 按照希波克拉底对气质的分类，不属于气质类型的是
A. 多血质　　B. 黏液质　　C. 胆汁质
D. 神经质　　E. 抑郁质

23. 下面各项不属于性格特征的是
A. 态度特征　　B. 遗传特征　　C. 理智特征
D. 情绪特征　　E. 意志特征

24. 一个人所表现出的同情心或自私、诚实或虚伪的性格特征属于
A. 性格的态度特征　　B. 性格的理智特征
C. 性格的情绪特征　　D. 性格的意志特征
E. 性格的行为特征

25. 以下对挫折错误的理解
A. 是需要不能满足而产生的　　B. 是行为达到预定目标而产生的
C. 是动机受到干扰而产生的　　D. 是负性情绪状态
E. 是遭受挫折过大可导致心身疾病

26. 心理学家的研究表明，一般情况下，动机强度与活动效率的关系是
A. 呈倒 U 型曲线关系　　B. 呈正 U 型曲线关系
C. 呈斜向上直线　　D. 呈斜向下直线
E. 呈水平直线

27. 遗传素质是能力发展的
A. 动力系统　　B. 自然前提　　C. 心理基础
D. 核心成分　　E. 主导作用

A2 型题

28. 王先生已有 10 多年没有游泳了，但最近在危急情况下，他成功地从深水塘中抢救了落水儿童，从记忆的内容分类看，小王在水中的行为属于
A. 形象记忆　　B. 情绪记忆　　C. 动作记忆
D. 感觉记忆　　E. 长时记忆

29. 某人聪明、好动、热情、反应敏捷，且容易兴奋和激动，但常常缺乏耐心和毅力。他的气质类型属于
A. 黏液质　　B. 多血质　　C. 抑郁质
D. 胆汁质　　E. 黏液质 - 胆汁质混合型

30. 某大学毕业生，在毕业前遇到了矛盾冲突，他参加了硕士研究生入学考试，分数达到了他特别喜欢的学校的录取分数线。同时参加了某地级市公务员考试，也顺利通过了面试。目前他所感到的矛盾冲突是下列哪种类型

A. 双趋冲突　　B. 双避冲突
C. 矛盾冲突　　D. 趋避冲突
E. 选择冲突

31. 1920 年在印度加尔各答西的丛林里发现了两只狼哺育的女孩，被带回人类世界后，尽管经过教育和训练，仍然不能达到与其年龄相应的心理活动水平，这说明

A. 心理是客观现实的反映　　B. 心理是脑的功能
C. 心理发展与教育有关　　D. 心理发展与环境有关
E. 心理发展与脑发育有关

32. 学生中午下课后刚进入食堂时能够闻到饭菜的香味，过一会儿这种香味的感觉就没有了，这是下列哪种现象

A. 感觉阈限　　B. 感觉适应
C. 感觉对比　　D. 感觉相互作用
E. 感觉后象

A3 型题

（33～34 题共用题干）

某男青年 26 岁，因心爱的女朋友提出终止与其的恋爱关系，整日郁郁寡欢，不思茶饭，在工作中经常出错。

33. 该男青年目前正处于哪一种基本（原始）情绪

A. 快乐　　B. 愤怒　　C. 悲哀
D. 羞耻　　E. 恐惧

34. 该男青年目前正处于哪一种情绪状态

A. 激情　　B. 愤怒　　C. 心境
D. 应激　　E. 恐惧

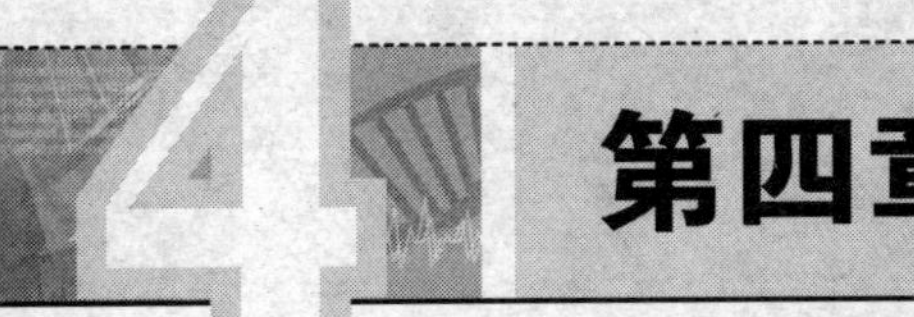

第四章

心理健康

内容要点

第一节　心理健康概述

一、心理健康与心理卫生

一般情况下，心理健康一词指个体的心理健康状态。即能够以积极有效的心理活动，平稳正常的心理状态，对当前和发展着的社会环境保持良好的适应。心理卫生一般是指维护心理健康的原则、方法和措施。

二、心理健康的评估标准

1. 体验标准　以个人的主观体验和内心世界作为衡量心理健康的标准，包括两个部分：良好的心境和恰当的自我评价。

2. 操作标准　用可操作的方法了解人活动的效率如何，其核心是效率，因此又称效率标准。这里所说的效率包括心理效率和社会效率（或社会功能）。

3. 发展标准　是对人的心理状况进行纵向的考察和分析。

三、心理卫生工作的原则

1. 遗传与环境并重的原则。
2. 适应与改造并重的原则。
3. 个体和群体结合的原则。
4. 理论与实践结合的原则。
5. 人与环境协调的原则。
6. 系统化原则。

第二节　不同年龄阶段的心理健康

一、孕期心理健康

从怀孕到出生为胎儿期。为了保证胎儿的正常发育和出生，应注意以下几个方面：遗传与优生、做好孕前心理准备、孕期膳食与保健、保持愉快稳定的情绪、选择恰当的怀孕年龄并进行适当的胎教等。

二、儿童期心理健康

（一）婴儿的特点及心理卫生

婴儿期又称乳儿期。其发展特点是：

1. 动作发展　从整体动作到分化动作、从身体上部的动作到下部的动作、从大肌肉动作到小肌肉动作。

2. 心理发展　婴儿期感觉的发展迅速，开始有了注意和初步记忆力。从10个月、11个月开始懂得词的意义，亲子依恋开始建立。

3. 心理卫生要点　丰富的营养，满足情感需求，满足婴儿探索世界的需要，发展认知活动，促进婴儿语言能力和智力的发展。

（二）幼儿期的特点及心理卫生

1. 幼儿期的特点　1～3岁时期称为幼儿期。其发展特点有：动作发展非常迅速，是口头语言发展的关键期，开始出现一些比较复杂的情感体验。

2. 心理卫生要点　感觉统合训练、口头语言训练、良好的习惯与人格塑造。

（三）学龄前期儿童的特点及心理卫生

1. 学龄前期儿童的心理特点　学龄前期是指3～6岁的阶段。其发展特点有：①认知发展：感觉发展迅速，思维活动以形象思维为主。②情绪情感发展：情绪不稳定，社会情感初步发展。③意志发展：活动的目的性、独立性逐步增强，但自觉性、自制力仍较差。④人格发展：人格初步形成，自我意识初步发展。进入“第一反抗期”。

2. 心理卫生要点　①因势利导，培养儿童的良好行为。②开展丰富多彩的游戏活动，促进儿童的心身全面发展。③创造良好的家庭氛围，培养儿童的健全人格。④促进儿童性别角色的认同。

（四）学龄期儿童的心理特点及心理卫生

1. 学龄期儿童的心理特点　6～12岁为学龄期，其发展特点有：①认知发展：知觉的有意性、目的性逐渐提高，观察能力、思维能力提高。书面语言形成并得到发展。有意注意开始发展，有意识记逐渐占据主导地位。思维过渡到以抽象逻辑思维为主。想象的有意性迅速增长。②情绪发展：情绪直接、外露，易于波动，但已开始学习控制自己的情绪。③人格发展：儿童的自我意识、道德评价等方面在这个时期都发展迅速。六年级的儿童开始步入青春期，是性格发展的关键时期。

2. 心理卫生要点　帮助儿童适应校园生活、培养良好的学习习惯、培养儿童良好的心理品质、预防和矫正不良行为。

三、青少年期心理健康

青少年期又称青春发育期，包括12～14岁的少年期和14～18岁的青年初期。

（一）发展特点

1. 生理发育与心理发展的矛盾性　①体质发育迅速，生理功能不断成熟。②心理发展的矛盾性，具体表现为：心理上的成人感与半成熟状态之间的矛盾、心理断乳与精神依赖之间的矛盾、心理闭锁性与开放性之间的矛盾、成就感与挫折感的交替。

2. 心理发展　认知功能全面和均衡发展、情绪体验敏感而不稳定、人格逐渐形成、性意识觉醒。

(二) 心理卫生要点

1. 进行青春期的性教育，引导性意识的健康发展。

2. 尊重青少年的独立意识，帮助他们顺利度过反抗期。为了帮助青少年顺利度过反抗期，家长要注意以下几点：①注意调整与青少年的关系，在反抗期到来之前做好心理准备。②与青少年建立朋友式的关系，平等相待，保持良好的沟通。③尊重青少年独立自主的要求和隐私权，遇事多征求他们的意见，不能简单的要求或粗暴的制止，必要时给予适当的引导和教育。④引导青少年认识到自己不成熟的一面，正确对待自己在成长中遇到的困难和挫折。

3. 培养情绪调节能力，保持良好的心理状态。

4. 学会协调人际关系。

5. 避免不良的生活习惯。

四、成人期心理健康

(一) 青年期的心理健康

青年期又称成年初期，一般指19～34岁的人生阶段，生理发育已经成熟。

1. 心理特点

(1) 认知发展：智力到25岁左右达到顶峰，以后随着年龄的增长，流体智力缓慢下降，晶体智力相对稳定并随着知识经验的积累而呈现上升趋势。辩证逻辑思维逐渐发展成为主要的思维形式。

(2) 情绪发展：青年期的情感体验丰富，情感的内容也越发深刻且带有明显的倾向性。随着年龄的增长，其自我控制能力也不断提高。

(3) 意志发展：自觉性与主动性增强，行为的果断性也有所增强，动机斗争过程逐渐内隐、快捷，自制力与坚持性有所增强。

(4) 人格发展：青年期是人格形成与成熟的重要时期，人格相对稳定。

(5) 社会关系的变化：青年期的主要任务是建立亲密感，恋爱和婚姻是亲密感建立的中心任务。

(6) 职业的适应：在18～25岁，工作的变动性较大。25岁以后，逐渐选定自己的人生目标。

2. 心理卫生要点　①关注性心理健康，正确处理恋爱婚姻问题。②学习人际交往技巧，适应社会变化。③做好入学教育，促进学习适应。④增强择业意识的自主性，促进职业生涯的顺利发展。

(二) 中年期心理健康

中年期又称成年中期，是指35～65岁的人生阶段。中年期是生理的成熟期，心理的稳定期，也是从青年期向老年期过渡的阶段。在此阶段，生理功能逐渐衰退，在50岁左右进入更年期，易患多种疾病。

1. 心理特点

(1) 认知发展：知识的积累和思维能力都达到了较高的水平。各种感觉能力开始衰退，记忆加工过程发生明显变化。

(2) 情绪稳定。

（3）意志坚定。

（4）自我意识明确。

（5）人格成熟。

（6）人际关系复杂。

（7）出现工作满意感或职业倦怠。

2. 心理卫生要点 ①劳逸结合，避免心理疲劳。②注重更年期心理保健。③建立良好的人际交往圈。④调整饮食起居，预防早衰。⑤调适婚姻生活，获得家庭幸福。

（三）老年期的心理健康

老年期又称成年晚期，一般指65岁以后的人生阶段。

1. 发展特点 生理功能衰退、感知觉退行性变化明显、记忆能力下降、思维能力下降、老年人趋向情绪不稳定、人格发生有向内倾变化的倾向、社会生活及人际关系发生较大的变化。

2. 心理卫生要点 ①正视现实，发挥余热。②合理用脑，适当运动。③生活规律，饮食合理。④保持良好的人际关系。⑤积极防治躯体疾病。⑥坦然面对死亡。

重点和难点解析

本章重点：不同年龄阶段心理卫生工作要点。

本章难点：心理健康的评估标准。

许又新提出的衡量心理健康三种标准：①体验标准：以个人的主观体验和内心世界作为衡量心理健康的标准，包括良好的心境和恰当的自我评价两个方面。②操作标准：用可操作的方法了解人活动的效率如何，包括心理效率和社会效率。③发展标准：是对人的心理状况进行纵向的考察和分析。

（许　燕）

练 习 题

A1型题

1. 许又新教授提出的评估心理健康的标准是

A. 心理标准、社会标准、生物学标准

B. 体验标准、操作标准、发展标准

C. 效率标准、自我评价标准、心理测量标准

D. 心理标准、社会标准、发展标准

E. 体验标准、操作标准、效率标准

2. 开始注重个体心理卫生的最早时期应是

A. 青少年时期　　B. 婴儿期

C. 幼儿期　　D. 胎儿期

E. 新生儿期

3. 医学上认定的女性黄金生育年龄段是

A. 18～20岁　　B. 20～22岁

C. 22～24岁　　D. 24～30岁

E. 30～35岁

4. 下列关于1岁以内婴儿咬东西的说法，正确的是

A. 家长应制止，以保证安全

B. 家长应制止，以保证卫生

C. 咬东西会影响婴儿以后的说话，家长应制止

D. 咬东西会影响婴儿的牙齿发育，家长应制止

E. 咬东西是婴儿认识世界特有的方式，不应过分阻止

5. 个体自我意识发展的开始时期是

A. 婴儿期　　B. 幼儿期

C. 学龄期　　D. 学龄前期

E. 新生儿期

6. 口头语言发展的关键期是

A. 婴儿期　　B. 幼儿期

C. 学龄前期　　D. 学龄期

E. 青少年期

7. 第一反抗期的年龄是

A. 1～2岁　　B. 12岁左右

C. 3岁左右　　D. 18岁左右

E. 6岁左右

8. 游戏对学龄前儿童心理发展的作用**不包括**

A. 开发智力　　B. 增长知识

C. 训练身体平衡能力　　D. 为入学做准备

E. 促进儿童社会化

9. 青少年心理矛盾的根本原因是

A. 成就感与挫折感的交替　　B. 自我意识矛盾

C. 心理代沟　　D. 理想与现实的矛盾

E. 心身发展不平衡

10. 青少年发展过程中最基本的矛盾是

A. 青少年与家长的矛盾　　B. 成人感与半成熟状态的矛盾

C. 独立与依赖的矛盾　　D. 理想与现实的矛盾

E. 心理闭锁性与开放性之间的矛盾

11. 艾里克森认为青年期的主要任务是

A. 摆脱对家长的依赖　　B. 密切与父母的关系

C. 建立亲密感　　D. 促进认知发展

E. 打破心理闭锁性

12. 人际关系最复杂的生命阶段是

A. 青年期　　B. 青少年期

C. 老年期　　D. 中年期

E. 儿童期

13. 更年期的年龄大约在
A. 40岁左右　　B. 50岁左右
C. 60岁左右　　D. 70岁左右
E. 30岁左右

14. 形成亲子依恋，建立安全感的年龄阶段是
A. 0～1岁　　B. 1～3岁
C. 3～6岁　　D. 6～12岁
E. 12～18岁

15. 出现“第二反抗期”的年龄阶段是
A. 0～1岁　　B. 1～3岁
C. 3～6岁　　D. 6～12岁
E. 12～18岁

16. 思维从以具体形象思维为主过渡到以抽象逻辑思维为主的年龄阶段是
A. 0～1岁　　B. 1～3岁
C. 3～6岁　　D. 6～12岁
E. 12～18岁

17. 游戏是主导活动的年龄阶段是
A. 0～1岁　　B. 1～3岁
C. 3～6岁　　D. 6～12岁
E. 12～18岁

18. 学习成为主导活动的年龄阶段是
A. 0～1岁　　B. 1～3岁
C. 3～6岁　　D. 6～12岁
E. 12～18岁

19. 性意识觉醒的年龄阶段是
A. 0～1岁　　B. 1～3岁
C. 3～6岁　　D. 6～12岁
E. 12～18岁

A2型题

20. 个体缺乏信心和勇气，做事畏首畏尾，经常感到自卑，被认为是心理不健康，依据的标准是
A. 体验　　B. 良好的心境
C. 恰当的自我评价　　D. 保持人格的完整与和谐
E. 生活理想和目标切合实际

21. 在维护和促进心理健康的过程中，既要注意提高个体的心理健康水平，又要注意提高群体的心理健康水平，体现了心理健康工作的
A. 适应与改造并重原则　　B. 个体与群体结合原则
C. 理论与实践结合原则　　D. 人与环境协调原则
E. 系统化原则

22. 应注意加强感觉统合训练，如爬行、玩滑梯、荡秋千、平衡台、球类等运动，以促进

个体大脑发育的阶段是

A. 婴儿期
B. 幼儿期
C. 学龄前期
D. 学龄期
E. 青少年期

23. 青少年的独立意识强烈，他们要求在精神生活方面摆脱成人特别是父母的羁绊，拥有独立自主的权利。而事实上，他们的内心并没有完全摆脱对父母的依赖，表现了青少年期的特点是

A. 心理断乳与精神依赖之间的矛盾
B. 闭锁性与开放性的矛盾
C. 勇敢与怯懦的矛盾
D. 心理上的成人感与半成熟状态之间的矛盾
E. 成就感与挫折感的交替

A3 型题

（24～27 题共用题干）

个体表现为，自我意识增强，要求独立完成一件事情，如自己倒水，自己爬到高处去，非要到水坑里玩……。经常不假思索地对妈妈说“不”，而且说过不以后，一定要坚持，而不管这事是不是他本来喜欢的。

24. 常有这些表现的儿童是

A. 婴儿期
B. 幼儿期
C. 学龄前期
D. 学龄期
E. 青少年期

25. 这一阶段是儿童发展

A. 动作的关键期
B. 口头语言的关键期
C. 书面语言的关键期
D. 亲子依恋的关键期
E. 逻辑思维的关键期

26. 儿童这一时期的主导活动是

A. 感觉统合训练
B. 运动发展
C. 游戏活动
D. 学习活动
E. 社会活动

27. 儿童处在这一时期，家长的做法正确的是

A. 家长应鼓励孩子独立完成力所能及的事情
B. 家长不能让孩子想干什么就干什么
C. 为了发展孩子的自我意识，家长应让孩子想干什么就干什么
D. 家长对孩子的反抗应放任不管
E. 家长应想办法改掉孩子说“不”的坏毛病

A4 型题

（28～30 题共用题干）

某来访者说：“我越来越懒得和我爸妈说话了！他们实在是太啰嗦了！其实我也很努力地让自己去了解他们，希望能站在他们的角度和立场来考虑问题，可总是不欢而散。我越来越觉得他们很啰嗦，很烦，一点儿都不了解我，我想告诉他们我不是他们的附属品！”

28. 常有这些表现的个体是

A. 婴儿期儿童　　B. 幼儿期儿童

C. 学龄前期儿童　　D. 学龄期儿童

E. 青少年期儿童

29. 作为咨询师，下列做法不正确的是

A. 告诉来访者这是个体发展到此阶段的正常表现

B. 告诉来访者用这样的态度对待父母是不对的

C. 引导来访者发现自己不成熟的一面

D. 引导来访者发现父母的优点，尊重父母

E. 指导来访者的父母青少年建立朋友式的关系，平等相待，保持良好的沟通

30. 关于此阶段的其他发展特点，下列叙述不正确的是

A. 以抽象逻辑思维为主

B. 存在心理断乳与精神依赖之间的矛盾

C. 成就感与挫折感交替出现

D. 自我意识基本确立

E. 情绪体验敏感而稳定

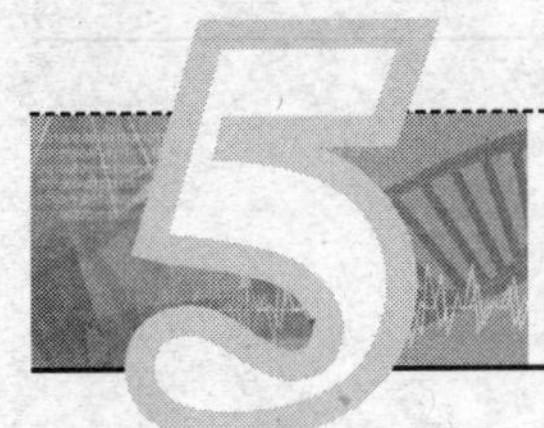

第五章

心理应激与心身疾病

内容要点

第一节　心理应激

一、应激的概述

（一）应激的概念

我们从以下几个方面来理解应激的概念：①应激是一种刺激物。②应激是一种反应。③应激是被察觉到的威胁或挑战。心理应激可以看作为：个体在应激源的作用下，通过认知、应对、社会支持和人格特征等中间因素的影响和中介，最终以心理生理反应表现出来的作用“过程”。

（二）应激的概念模型

主要包括以下几个方面：①应激的认知评价模型，该模型认为应激反应是个体对情景或事件认知评价的结果，人们感受和评价事物的方式决定着应激反应的发生和程度。②应激的“过程”模型，将心理应激看做是以认知评价因素为核心的过程，并从应激源、应激中介因素和应激反应三个方面及其相互关系来认识。即应激的“过程模型”。③应激的系统模型，认知评价、应对方式、社会支持甚至人格特征等作为过程论的中间因素，分别受其他各种因素的影响和制约，其中人格特征起到核心作用。应激其实是有关因素相互作用的系统，即“应激系统模型”。

（三）心理应激理论与临床医学

心理应激理论与临床医学的关系具体表现在：第一，在病因学方面，心理应激理论模型有助于我们认识疾病发生发展过程中心理、社会和生物各应激因素的作用及其内在规律。第二，在治疗学方面，可以通过任何消除或降低各种应激因素的负面影响来达到治疗的目的，如所谓的应激干预模式或压力自我管理计划等。第三，在预防方面，如何合理调整应激刺激和各有关中间因素的构成体系，使每个人在适宜的内外环境下健康成长或保持适应。

二、应激过程

（一）应激源

应激源是指机体内、外环境向机体提出的适应或应对的要求，经个体认知评价后可以引起心理和（或）生理反应的紧张刺激物，按应激源的性质一般可分为：

1. 躯体性应激源

2. 心理性应激源

3. 社会性应激源

4. 文化性应激源

由霍尔姆斯和雷切尔编制的社会再适应评定量表，用生活变化单位（LCU）进行计量评定。霍尔姆斯研究发现，LCU 与健康关系甚为密切，与疾病发生明显相关。若一年累积的生活事件小于 150，提示来年基本健康；一年累积超过 300，第二年有 75% 可能性患疾病；若得分在 150～300LCU，来年有 50% 的可能会患疾病。进一步研究发现，生活事件可能和疾病的过程和康复有关，对生活事件间接进行分析可以帮助预测疾病的进程。

（二）中介机制

应激的心理中介机制包括：①认知评价。是个体从自己的角度对遭遇的应激源的性质、程度和可能的危害情况作出估计，同时也估计面临应激源时个体可动用的应对应激源的资源，可分为初级评价和次级评价。②应对方式。是个体在应激期间处理应激情境、保持心理平衡的一种手段。应对类型可分为问题指向性应对和情绪关注性应对。③社会支持系统。社会支持指来自社会各方面，包括父母、亲属、朋友、同事、伙伴等人以及家庭、单位、党团、工会等组织给予个体精神或物质上的帮助和支持的系统，可以将社会支持分为两类：一是客观支持，二是主观支持。④人格特征。人格作为应激反应过程中的中介因素之一，与生活事件、认知评价、应对方式、社会支持和应激反应等因素之间存在显著性相关。

心理防御机制是自我为了对抗来自本能的冲动及所诱发的焦虑、保护自身不受潜意识冲突困扰而形成的一些无意识的、自动起作用的心理手段。

应激的生理反应主要涉及两大系统：一是下丘脑的室旁核 - 促皮质素释放系统；另一系统是低位脑干中以蓝斑为主的去甲肾上腺素能神经元以及以交感神经为主的自主神经系统。神经中介机制主要通过交感神经 - 肾上腺髓质轴进行调节。应激状态下，应激刺激被中枢神经接收、加工和整合，将冲动传递到下丘脑，使交感神经 - 肾上腺髓质轴被激活，释放大量的儿茶酚胺，引起肾上腺素和去甲肾上腺素分泌，使中枢兴奋性增高，机体出现非特异反应系统功能增强，向营养系统性功能降低的现象，以兴奋和抑制的形式实现对生理活动的影响。神经 - 内分泌中介机制主要通过下丘脑 - 腺垂体 - 靶腺轴（HPA）进行调节。神经 - 内分泌 - 免疫调节机制主要通过以下机制：第一个是免疫系统利用细胞因子向中枢神经系统发出机体正受到伤害的信号；第二个是中枢神经系统通过垂体 - 肾上腺皮质轴调节免疫反应；第三个是免疫细胞上有肾上腺素受体，从而接受自主神经和内分泌系统的影响；第四个是免疫系统的器官受自主神经系统的两个分支的神经支配。

（三）应激反应

包括心理应激反应和生理应激反应两大方面，与此同时也会出现行为反应。

个体对应激的心理反应和影响，从性质上可分为积极的心理反应和消极的心理反应两大类。个体对应激的心理反应从形式上可分为：①认知性应激反应。②情绪性应激反应。③行为性应激反应。

生理性应激反应有两个较成形的应激生理反应模块：一是“应急反应”，是个体在感受到威胁与挑战时机体发生的“搏斗与逃跑”反应，主要是交感 - 肾上腺髓质轴系统激活；二是慢性应激状态以环境中有应激源、伴有负性情绪、对环境控制的缺乏或个体认为没有应对的可能性为特征，伴有负性情绪，而且个体认为应对没有可能性时的应激反应中，下丘脑 -

垂体-肾上腺皮质轴激活。

应激对健康的影响也就是应激的结果，表现为下述两个方面：一是适度的应激对人的健康和功能活动有促进作用，使人产生良好的适应结果；二是长期的、超过人的适应能力的心理应激则会损害人的健康，对人体健康起消极作用。

第二节　心身疾病

一、心身疾病的概述

（一）心身疾病的定义

心身疾病又称心身障碍或心理生理疾病，是指心理社会因素在疾病发生、发展过程中起重要作用的躯体器质性疾病和功能性障碍。广义的心身疾病是一类由心理社会因素在疾病的发生和发展过程中起重要作用的躯体器质性疾病和躯体功能性障碍。通常将这种心理社会因素在发病、发展和转归过程中起重要作用的躯体功能障碍称为心身障碍。狭义的心身疾病则是指心理社会因素在疾病的发生和发展过程中起重要作用的躯体器质性疾病。心身疾病主要有以下特征：①疾病的发生和发展与心理社会因素有关，通过心理中介或生理中介而发病。②必须有明确的器质性病变或躯体功能性障碍的症状，如呕吐、偏头痛等。③心身疾病通常发生在自主神经支配的系统或器官。④遗传和人格特征与心身疾病的发生有一定的关系，不同人格特征的个体对某些心身疾病的易感性不同。⑤同样性质或强度的心理社会因素，对于一般人，只引起正常范围内的生理反应，而对于心身疾病易感者，则引起明显的病理生理反应。

（二）心身疾病的分类

亚历山大最早提出七种经典的心身疾病，即溃疡病、原发性高血压、甲状腺功能亢进、溃疡性结肠炎、类风湿性关节炎、支气管哮喘和局限性肠炎，并认为这些疾病与特定的心理冲突有关。随着对心身疾病的研究，人们发现心身疾病分布于各个系统，种类甚多，而且主要是受自主神经支配的系统与器官。

（三）心身疾病的发病机制

心身疾病的发病机制主要涉及心理动力学、心理生理学和行为学习三个主要理论。心理动力学理论主要强调了潜意识心理冲突在心身疾病发生中的作用，认为个体不同的潜意识特征决定了与某种心理冲突相关的特定心身疾病种类。心理动力理论认为，心身疾病的发病主要取决于三个方面：①个体潜意识中未解决的心理冲突。②身体器官对疾病的脆弱易感性。③自主神经系统功能的过度活动性。

心理社会因素通过免疫系统与躯体健康和疾病之间的联系，可能涉及三条途径，即下丘脑-垂体-肾上腺轴、自主神经系统的递质、中枢神经与免疫系统的直接联系。

学习理论认为，某些社会环境刺激会引发个体习得性心理和生理反应，如情绪紧张、呼吸加快、血压升高等；由于个体素质的差异，或特殊环境因素的强化，或通过泛化作用，使得这些习得性心理和生理反应被固定下来，从而演变成为症状和疾病。

（四）心身疾病的诊断原则

1. 心身疾病的诊断要点包括：①疾病的发生包括心理社会因素，其与躯体症状有明确的时间关系。②躯体症状有明确的器质性病理改变，或存在一定的躯体化障碍。③排除神经症性障碍或精神病，特别是癔症、疑病症、焦虑症等。

2. 心身疾病的诊断程序包括：①病史采集。②体格检查。③心理评估。④分析诊断。

（五）心身疾病的预防与治疗原则

一方面必须在躯体水平上采取有效的躯体治疗，另一方面又必须在心理和社会水平上进行干预或治疗，即采取心身结合的治疗原则。心理干预目标包括：①消除生物学症状。②消除心理社会刺激因素。③消除心理学病因。心身疾病应从心身整体观念出发，采取心、身相结合的治疗原则。一方面要采用有效的生物医学手段，在躯体水平上处理器质的病理过程；另一方面必须在心理和社会水平上加以干预或治疗。心身疾病的预防不能单纯着眼于生物学因素，要同时兼顾心、身两个方面进行综合预防。针对某些导致整个人群发病率增加的危险因素，进行心理健康教育；针对心身疾病发病的危险性比一般人群要高的人实施预防性干预；对于那些在工作和生活环境里存在明显应激源的人，要及时进行适当的调整，减少或消除心理刺激；对筛选出轻微心身疾病先兆和体征的（如血压轻度增高者）人群，更应注意加强心理预防工作。

二、行为类型与心身疾病

A型行为者的人格特征：持续的进攻性、进取心和经常的紧迫感、好急躁、专心致志追求事业目标，并且始终保持着警觉，易冲动，精力充沛等。流行病学调查表明，冠心病患者多数具有A型行为类型。C型行为往往表现为内向、乖僻、小心翼翼、情绪不稳、多愁善感、易冲动，常常过分要求自己，具有克制压抑的人格特点。许多资料表明，具有C型行为的个体患恶性肿瘤的较多。

三、常见的心身疾病

（一）冠心病

A型行为、社会心理因素及损害健康行为等因素都在冠心病的发生中起重要作用。冠心病患者会出现紧张焦虑不安，甚至出现惊恐发作，由于病人恐惧冠心病，希望自己不得这种病，因而常采用“否认”和“合理化”的心理防御机制，这样病人经常延缓求医，或拒绝就诊。对冠心病的治疗可采取：①积极开展心理咨询。②长期的逐步的改变A型行为及不良的生活方式，树立良好稳定的心态。③如果患者出现明显的焦虑、抑郁，则需要加用抗焦虑、抗抑郁的药物。

（二）原发性高血压

社会环境因素、情绪因素、人格特征等因素都在高血压的发生中起重要作用。患者在刚发现高血压时常紧张焦虑，随后常见的反应是忽视疾病，当疾病导致机体代偿能力下降而再次产生症状时，会再度出现紧张焦虑。在内科使用各种降压药物治疗的同时，采用心理疗法、运动疗法及改变生活习惯等多种方法相结合的综合性干预可获得较理想的治疗效果。

（三）消化性溃疡病

人格特征、社会生活事件、职业及环境因素、情绪以及应激等因素都在消化性溃疡的发生中起重要作用。消化性溃疡病人伴抑郁障碍较为常见，但临床上常与其他情绪障碍并存。对消化性溃疡的治疗：①积极开展心理咨询工作。②给予支持性心理治疗、生物反馈治疗及理性情绪疗法等心理治疗手段。③如果患者出现明显的焦虑、抑郁，则需要加用抗焦虑、抗抑郁的药物。

（四）糖尿病

人格特征、心理应激、生活事件等在糖尿病的发生中起重要作用。在得知患病消息的初期，病人常表现为心理上的否认，随着病情的进展，易产生紧张、恐惧、忧郁或焦虑情绪。由于糖尿病并发症多，可严重影响患者生活质量甚至生命，故可产生强烈的心理反应，如焦虑、多疑、悲观厌世、抑郁自杀情绪。对糖尿病的心理治疗，可采取疏泄不良情绪的治疗法，增强患者抗应激的能力，完善患者的不良人格。

（五）支气管哮喘

人格特征、心理社会因素在支气管哮喘的发生中起重要作用。支气管哮喘患者可出现紧张和焦虑以及烦躁和恐惧的心理反应。心理治疗在一定程度上可预防哮喘发作，对存在焦虑或抑郁的患者，可在实施内科常规治疗的同时，适当加用抗抑郁剂。

（六）慢性疼痛

慢性疼痛常伴发持久的苦恼、失眠、易激惹以及丧失工作能力或不能从事其他活动。与其他疾病相比，慢性疼痛更常伴发抑郁。对于疼痛的干预，首先要查明疼痛原因，对于躯体病变引起的器质性疾病，干预重点在于治疗躯体疾病，常采用手术、药物等治疗措施。同时还应针对心理社会因素对疾病的影响采取心理干预措施。

重点和难点解析

本章重点：应激的定义，应激的过程；心身疾病相关概念，心身疾病理论，心身疾病的诊断和治疗。

本章难点：应激的生理反应过程，心身疾病理论。掌握了应激源、应激的中介机制、应激反应，可为心身疾病的诊断和治疗提供更切实有效的方法。

（张旺信）

练　习　题

A1 型题

1. 心身疾病是
   A. 心理社会因素在病因上起主导作用的躯体疾病
   B. 由心理社会因素引起的精神疾病
   C. 由心理社会因素引起的器官系统的功能性改变或器质性改变
   D. 由心理社会因素引起的神经症
   E. 由心理社会因素引起的生理反应
2. 关于心身疾病的界定条件，不正确的选项是
   A. 在发病的原因中心理社会因素是重要的因素
   B. 具有由心理因素引起的躯体症状
   C. 具有明显的器质性病理改变或病理生理变化
   D. 不是神经症和精神病
   E. 不是功能性的障碍
3. 下列疾病中，不属于心身疾病的是

A. 十二指肠溃疡　B. 抑郁症

C. 癌症　D. 糖尿病

E. 支气管哮喘

4. 处于相同应激源作用下而产生不同的应激反应，其主要原因是个体的

A. 体质不同　B. 认知评价不同

C. 敏感强度不同　D. 反应强度不同

E. 文化程度不同

5. 人们在遇到压力、痛苦、困境时，引起自杀的主要原因是

A. 逃避应激源　B. 排除应激源

C. 难以应对应激源　D. 没意识到应激源

E. 想超越应激源

6. 同样的应激源对于不同的个体会产生

A. 相同的反应　B. 不同的反应

C. 类同的反应　D. 积极的反应

E. 消极的反应

7. 研究表明丧偶对鳏寡健康危害最大的时间阶段是

A. 第一个月　B. 第二个月

C. 第一年　D. 第二年

E. 第三年

A2 型题

8. 有位中年技术员在一家企业工作，工作环境较好，工作强度不大，但是班组的人际关系复杂，互相猜忌，有人经常在背后说别人的坏话，为此人际关系非常紧张。他很不愿意在这里工作，给他的心身健康带来很大的压力。他所面对的应激源是

A. 躯体性应激源　B. 心理性应激源

C. 社会性应激源　D. 文化性应激源

E. 沟通性应激源

9. 一位中年妇女由于对工作的过度需求促使个体感到心力疲惫，处于无从应对的状态。平时感到头痛、疲劳、失眠、情绪低落、沮丧消沉、自暴自弃、十分消极。她的这种心身耗竭状态称为

A. 亡阳　B. 绝望　C. 变态

D. 崩溃　E. 失落

A3/A4 型题

（10～13 题共用题干）

一位男性，某省厅干部，平时不嗜烟酒，生活规律，但性情急躁，易激动，工作认真，争强好胜，雄心勃勃。一年前单位减员时调入某厂工作，常因小事上火，发脾气。三日前因心绞痛入院，诊断为冠心病。

10. 病前病人的人格类型是

A. A 型　B. B 型

C. C 型　D. 混合型

E. D 型

11. 发病的明显原因是
A. 物理性因素
B. 化学性因素
C. 生物性因素
D. 心理社会因素
E. 躯体性因素

12. 患病后，此病人最可能出现的情绪反应是
A. 抑郁反应
B. 恐惧反应
C. 厌恶反应
D. 愤怒反应
E. 焦虑反应

13. 对于病人的干预措施，错误的选项是
A. 认知疗法
B. 药物疗法
C. 生物反馈疗法
D. 放松疗法
E. 厌恶疗法

（14～17题共用题干）

一位女性，55岁。丧偶8年，现独居，嗜烟酒，不爱运动。平时性情抑郁，过分容忍，办事无主见，常顺从别人。1个月前行胃癌切除，术中及术后情绪低落，兴趣下降，独自流泪，有轻生之念。

14. 患者病前的行为特征为
A. A型
B. B型
C. C型
D. D型
E. 混合型

15. 病人术后的情绪反应属于
A. 焦虑
B. 抑郁
C. 恐惧
D. 痛苦
E. 内疚

16. 病人患胃癌的主要原因，不正确的选项是
A. 生活事件
B. 易感性人格特征
C. 情绪因素
D. 不良生活习惯
E. 人际关系和谐

17. 对这种病人临床上不应采取哪种措施
A. 支持性心理治疗
B. 认知疗法
C. 精神分析疗法
D. 药物治疗
E. 系统脱敏治疗

（18～20题共用题干）

一位中年男性患有冠心病和高血压病已5年。

18. 经心理医生检查，认为他具有A型行为特征，与A型行为不符的是
A. 有时间紧迫感
B. 待人随和
C. 有竞争性
D. 对工作过度提出保证
E. 为成就努力奋斗

19. 以现代医学的模式观，冠心病是属于哪一类疾病
A. 单纯躯体疾病
B. 神经症
C. 流行疾病
D. 心身疾病
E. 人格障碍

20. 对病人的治疗措施，不宜采取的是

A. 认知疗法

B. 药物疗法

C. 生物反馈疗法

D. 放松疗法

E. 经常进行剧烈运动

第六章

心理障碍

内容要点

第一节 心理障碍概述

一、心理障碍及相关概念

心理障碍是指在各种有害因素的影响下，人的心理活动的完整性，心理与外界环境的统一性遭到破坏，心理活动偏离了常态，并使自我感到痛苦的心理异常。

精神病指严重的心理障碍，患者的感知觉、情感、意志行为等心理活动出现持久的、明显的异常，以及不能正常地学习、工作、生活，行为古怪，甚至可能有自杀或攻击、伤害他人的行为，一般有程度不等的自知力缺陷。

二、心理障碍的判断标准

(一) 经验标准

经验标准根据两个方面进行：一是患者的主观体验，即自我评价；二是观察者根据自己的经验所做的判断，即医师的主观体验。

(二) 统计学标准

该标准的基础是心理测验，而在此基础上，进行大样本取样、实施测验、取得结果后进行统计学处理，一般心理特征测量的结果常呈正态分布，居中间的大多数人属于心理正常，而远离中间的两端在该标准中被视为异常。一般偏离均值的幅度越大则越不正常。一般是基于95%的分界线。

(三) 医学标准

医学标准又称病因学和症状学标准，根据症状及是否存在病理性的病因作为判断依据。该诊断标准重视临床医学检验方法、近代影像技术等的应用，以是否可以找到病理解剖或病理生理变化的医学诊断依据为准，该法较为客观。

(四) 社会适应性标准

社会适应性标准是以社会常模为标准来衡量。如果因为心理障碍使个体不能按照社会认可的方式行事，其行为后果对本人或社会不适应，个体的社会功能也出现明显不能调试的情况，则认为其心理有异常。

三、心理障碍的分类

（一）心理学分类

心理学分类也称现象学分类，分为认知过程障碍、情感过程障碍、意志行为障碍。

（二）医学分类

医学分类主要有世界卫生组织（WHO）颁布的国际疾病分类（ICD）标准和美国《诊断与统计手册》（DSM）标准，《中国精神障碍分类与诊断标准》（CCMD），其第三版为 CCMD-3 的诊断标准。

（三）医学心理学分类

1. 轻度心理异常　一般指人的某些方面心理活动功能受到损害，如过分地恐惧、强迫、思虑等。虽对客观现实反映有扭曲，但生活一般可以自理，能完成日常生活及一般社交活动，有自知力，能够主动求医，寻找解决问题的办法。

2. 重度心理异常　一般指人出现明显的精神病性症状，即个体的行为严重脱离周围的环境，自身心理过程的知、情、意严重不协调。常可表现为言语行为失常、对个人心理活动缺乏自知力，影响其正常的社会活动和处理人际关系，不能主动求医，寻求治疗和帮助，严重者还可能给社会及公众生活造成危害。

3. 心身疾病时的心理异常　是指情绪紧张或内心冲突等心理应激，通过神经 - 内分泌 - 免疫中介影响各个器官系统而出现病变。这类患者既有躯体异常，也有明显的心理异常，且症状的表现及演变规律与心理因素有明显的关系。

4. 大脑及躯体疾患时的心理异常　这类疾病大多是由于生物及理化因素直接作用于大脑或躯体各器官而致病。包括大脑器质性损害、大脑发育不全、躯体缺陷、躯体疾病时的各种不同程度的心理异常等。

5. 行为问题和人格障碍　是指个体在社会化过程中，个别行为偏离常态或人格某部分偏离常态。一般自知力完好。主要包括人格障碍和性心理障碍，以及某些不良行为，如烟草依赖、酒精依赖甚至还有如吸毒、偷窃、斗殴、性行为混乱等。

6. 特殊条件下的心理异常　包括某些药物和精神活性物质作用下，催眠状态以及梦境、人格偏离（如癔症）所致某些特殊意识状态下的心理异常表现。

第二节　常见的心理障碍

一、焦虑障碍

在心理障碍中的焦虑障碍主要是指焦虑症，而焦虑症所表现的焦虑障碍不单指焦虑程度异常，更在于焦虑是在缺乏相应客观因素的情况下，是没有相应具体内容的原发性焦虑。具体表现为无具体对象或原因的提心吊胆和恐惧不安。

（一）焦虑障碍的类型

1. 惊恐障碍　惊恐障碍又称惊恐发作、急性焦虑发作，是一种以反复惊恐发作为主要原发性症状的焦虑症，为一种常见的急性发作性临床症状群，不局限于任何特定的情境，主要表现为无原因的突然发作的、强烈的焦虑和恐惧，多持续 1～20 分钟，常伴有明显的自主神经症状，患者可感到极度恐慌，具不可预测性。

一般有既感到难以忍受同时而又无法摆脱的痛苦体验。病程须达到一个月内有三次发作或在第一次发作后害怕再次发作的心理反应持续一个月。

2. 广泛性焦虑　广泛性焦虑又称慢性焦虑。为一种以持续的以原发性焦虑为主要症状的神经症。是主要对实际上并不存在的危险以及健康威胁的过分担心，害怕或紧张、焦虑。常同时伴有多种自主神经症状及肌肉紧张和运动不安，症状如果没有得到有效的治疗并使患者感到难以忍受，会有相应的痛苦体验。病程须达到6个月以上。

（二）焦虑障碍的原因

焦虑障碍产生与遗传有明显的关系，尤其以惊恐障碍更为明显，个性因素和社会心理性刺激因素是发病的次要病因和非特异性的诱发因素。对健康的担心及生活紧张、压力等可促使焦虑障碍发生的增加。

二、心境障碍

（一）心境障碍的类型

1. 躁狂症　该症主要临床表现是情感高涨、思维活跃和增加，言语动作增多。多见于急性躁狂发作。

2. 抑郁症　抑郁症是以持续而明显的心境低落为主要临床表现，可表现轻重程度不等，严重者可以有幻觉、妄想、木僵等症状。其核心表现是情感低落、思维迟缓，言语动作减少。除心理应激障碍的抑郁可见于急性发作以外，多为缓慢发展、反复发作。

3. 双相障碍　双相障碍是一组包含有躁狂发作和抑郁发作的两个临床相的表现持续、程度轻重不等的心境障碍，患者的本次发病一般符合某一型的躁狂或抑郁的诊断标准，另外在本次发病之前有过相反的临床相或混合发作。

（二）心境障碍的原因

1. 遗传因素　心境障碍的患病遗传因素甚至高于精神分裂症，可达一般人群的10～30倍。

2. 神经生化变化　主要有5-羟色胺（5-HT）假说，多巴胺（DA）假说，去甲肾上腺素（NE）假说、γ氨基丁酸（GABA）假说等。

3. 神经内分泌功能改变　地塞米松抑制实验（DST）阳性等结果说明，抑郁症病人存在下丘脑 - 垂体 - 肾上腺素轴的功能障碍，下丘脑、间脑的生物胺神经递质调节障碍可导致其神经内分泌功能的变化。

4. 社会心理因素　尤其是抑郁发作，首次发作前大多有不良生活事件。社会和经济发展使抑郁障碍发生明显增加，负性生活事件极易导致抑郁症的发生。遗传因素在发病中为易感素质，负性生活事件是外界的影响因素。

5. 躯体因素　一些人在躯体状况改变等因素作用下，易于发生心境障碍，如产后抑郁症。

三、人格障碍

（一）人格障碍的概念

人格障碍是指人格发展的畸形与偏离状态，表现为根深蒂固的和持续不变的适应不良行为模式，明显地影响职业和社交能力。人格障碍是对正常人格的明显偏离，智能无障碍，属于行为模式适应不良，而且难以矫正的一种特殊类型。

（二）形成因素

人格障碍的形成因素迄今未完全阐明，一般认为是在遗传素质基础上受环境因素的影响，加上其他多种因素共同作用的结果，即包括生物、心理和社会文化等因素。

（三）诊断

1. 症状标准　表现为广泛、稳定和长期的一种个人的内心体验与行为特征在整体上与其所处环境的社会文化所期望和所接受的范围明显偏离，人际关系也有异常偏离的一种表现。

2. 严重标准　特殊行为模式的异常偏离，使患者或其他人感到痛苦，还表现有社会适应不良。

3. 病程标准　开始于童年、青少年期，年龄在18岁以上，至少已持续2年。

4. 排除其他疾病诊断

（四）人格障碍的常见类型

1. 偏执型人格障碍　偏执型人格障碍又叫妄想型人格，以猜疑和偏执为特点，始于成年早期，男性多于女性。常感到怀才不遇，惯于把失败归咎于别人，常固执己见，表现为对挫折和遭遇过度敏感，对侮辱和伤害不能宽容，多疑，容易将别人的中性或友好行为误解为敌意或轻视，好斗，病理性嫉妒，过分自负和自我中心等。

2. 分裂型人格障碍　分裂型人格障碍的特征为：以行为和外貌装饰的奇特、情感冷漠及人际关系明显缺陷为特点。其临床表现为：性格明显内向（孤独、被动、退缩），与家庭和社会疏远，过分沉湎于幻想和内省，表情呆板，情感冷淡，甚至不通人情，不能表达对他人的关心、体贴及愤怒等，在遵循社会规范方面存在困难，导致行为怪异。

3. 反社会型人格障碍　反社会型人格障碍以行为不符合社会规范，经常违法乱纪，对人冷酷无情为特点，男性多于女性。患者可在童年或少年期（18岁以前）就出现品行问题。成年后（18岁以后）习性不改，主要表现是行为不符合社会规范，甚至违法乱纪。

如严重和长期不负责任，不能维持长久的工作（或学习），经常旷工（或旷课），有违反社会规范的行为，行动无计划或有冲动性，经常撒谎、欺骗他人，对他人漠不关心，拖欠债务、不赡养子女或父母，不能维持与他人的长久关系，易激惹，并有暴力行为，反复斗殴或攻击别人等。

4. 攻击型人格障碍　攻击型人格障碍又称冲动型或暴发型人格障碍，是一种青少年期常见的人格障碍。此组患者以情感暴发，伴明显行为冲动为特征，男性明显多于女性。

5. 癔症型人格障碍　癔症型人格障碍又称戏剧型或表演型人格障碍。25岁以下的女性多见。其典型表现为心理发育的不成熟性，以过分的感情用事或夸张言行吸引他人的注意为特点。富于自我表演性、戏剧性、夸张性地表达情感，肤浅和易变的情感，自我中心，自我放纵和不为他人着想，追求刺激和以自己为注意中心的活动等。

6. 强迫型人格障碍　其特点是患者内心总笼罩着一种不安全感，如门锁上后还要反复检查，担心门是否锁好；写完信后反复检查邮票是否已贴好，地址是否正确等。

7. 回避型人格障碍　回避型人格障碍又称逃避型或焦虑型人格障碍，其特点是自幼胆小、行为退缩、心理自卑，面对挑战多采取回避态度或无力应付。

8. 依赖型人格障碍　其主要特征是过分地服从他人的意志，非理性地对亲近与归属有过分的渴求，宁愿放弃自己的个人兴趣、人生观，时刻得到别人的温情。当需要自己拿主意时，他们往往感到一筹莫展。

四、应激相关障碍

机体的应激是一种动态反应。适度的应激可以使个体及时调整自身与环境的关系，有利于促进人的全面发展。只有当应激反应超出一定强度和（或）长期处于应激状态，并影响个体的社会功能和人际交往时，才形成应激障碍。

应激障碍的类型有：

（一）急性应激障碍

急性应激障碍是指由急剧、严重的精神刺激、生活事件或持续困境引发的精神障碍。特征表现为情绪反应、生理反应及意识障碍，可以有意识清晰度下降、注意范围狭窄等反应。如果应激源被消除，症状可在一周内恢复，缓解完全，预后良好。病程一般数小时至1周，常在1个月内缓解。

（二）创伤后应激障碍

创伤后应激障碍（PTSD）是由于受到异乎寻常的突发性、威胁性或灾难性心理创伤，导致延迟出现和长期持续的精神障碍。创伤后应激障碍又称延迟性心因性反应。患者精神障碍在创伤后数天至半年内出现，一般在1年内恢复正常，少数患者可持续多年，甚至终生不愈。临床表现以再度体验创伤情景为特征，并伴有情绪的易激惹和回避行为。

（三）适应障碍

适应障碍是指在遭遇到明显的生活改变或环境变化，如丧偶、离异、失业或迁居、转学、入伍、退休等时，易感个体产生的短期、轻度的烦恼状态和情绪失调和行为变化、社会功能受损，但不出现精神病性症状。通常在遭遇生活事件后1个月内发病，病程大多不超过6个月。在事过境迁后或者经过调整形成了新的适应，精神障碍可随之缓解。

适应障碍临床表现多种多样，主要表现为情绪障碍。如抑郁心境、焦虑或烦恼、失眠等。可能有躯体功能障碍，如头疼、腹部不适、胸闷、心慌等。社会功能或工作受损。表现可分为以情绪障碍为主、以品行障碍为主、以躯体不适为主和以工作学习能力下降为主等几种类型。

重点和难点解析

本章重点是心理障碍的定义和诊断。本章难点是心理障碍的特征和诊断标准及分类，例如恐惧症的恐惧表现与普通人的恐惧的本质不同点。另外，由于目前我国医学临床上是多种标准混合使用或有些地区使用不同的诊断标准，所以熟悉和了解各个不同诊断标准会便于学习者把握心理障碍的诊断。

（李合群）

练　习　题

A1 型题

1.《中国精神障碍分类与诊断标准》的英文缩写及版本是

A．CCMD-3　　B．ICD-10　　C．DSM-4

D．DIC-10　　E．BCD-3

2. 医学心理学对心理障碍的分类是

A. 分为心理过程障碍和个性心理障碍的心理学分类

B. 按照疾病类型的异常相分类的医学分类

C. 按照社会功能和病程长短的程度分类

D. 按照轻度、重度心理异常和躯体疾病、脑部疾病心理异常等项分类

E. 按照躯体疾病、情感疾病、个性心理障碍等项分类

3. 对焦虑症的描述，正确的是

A. 急性焦虑又称广泛性焦虑

B. 慢性焦虑又称为惊恐障碍

C. 焦虑症又称为自主神经症

D. 焦虑症包括惊恐障碍和广泛性焦虑

E. 焦虑症又称广泛性焦虑

4. 躁狂症的睡眠障碍主要表现为

A. 入睡困难

B. 睡眠需要减少

C. 多梦

D. 早醒

E. 梦魇

5. 抑郁症的思维特性是

A. 思维贫乏

B. 思维迟缓或困难

C. 思维散漫

D. 思维松弛

E. 思维奔逸

6. 对生命威胁最大的心理障碍是

A. 焦虑症

B. 抑郁症

C. 精神分裂症

D. 强迫症

E. 躁狂症

7. 创伤后应激障碍的主要表现特征是

A. 急性、突发的精神障碍

B. 隐性发作的精神障碍

C. 延迟出现的和长期持续的心理障碍

D. 慢性持续的心理障碍

E. 急性与慢性交替发作的心理障碍

8. 人格障碍的主要表现除适应不良外，还应该有

A. 冲动，缺乏自省力和控制力

B. 智力障碍，缺乏言语表达能力

C. 缺乏逻辑思维能力

D. 缺乏记忆和分析能力

E. 缺乏学习和模仿能力

9. 人格障碍的形成时间是

A. 自幼年开始形成

B. 在成年以后开始形成

C. 30 岁以后才能够形成

D. 20 岁以前即可形成

E. 可以在 20 岁至 30 岁之间形成

10. 以观念、行为和外貌装饰的奇特、情感冷漠及人际关系明显缺陷为特点的表现的人格障碍是

A. 偏执型人格障碍

B. 癔症型人格障碍

C. 强迫型人格障碍

D. 冲动型人格障碍

E. 分裂型人格障碍

A2 型题

11. 张先生，38 岁，某日乘坐公交车时，突然感到心悸、气短、头昏、出汗、恐慌，同时有濒死体验，故而大声呼救。10 分钟后医生给予心电图检查显示：心动过速，约 20 分钟后症状缓解。10 天后乘坐公交车再次出现类似发作，此后不敢乘坐公交车，多次到医院检查心脏，未发现异常，但患者不敢单独出门。

根据本章学习的有关心理障碍的知识，对张先生情况判断的最大可能是

A. 强迫症
B. 恐惧症
C. 癔症
D. 惊恐发作
E. 冠心病

12. 刘女士，42 岁，近三个月来无明显客观原因的出现了烦闷，情绪低落，生活兴趣下降，原先喜爱的事情都变得没有兴趣，同时感到疲乏，精力不足，脑力差，感到脑子反应慢。伴有失眠、早醒。

根据学习的医学心理学知识，刘女士的最大可能是

A. 焦虑症
B. 抑郁症
C. 恐惧症
D. 惊恐发作
E. 人格障碍

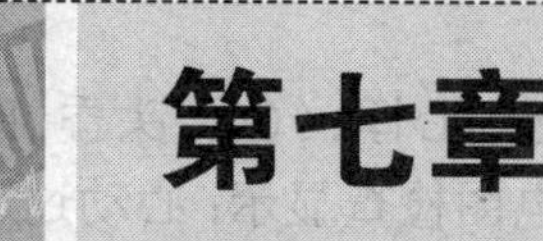

第七章

心理评估

内容要点

第一节 概 述

一、心理评估的概念

心理评估指运用心理学的方法收集当事人或患者的某种心理现象的有关信息，并进行评价和鉴定的过程。

心理评估主要有以下目的：①进行医学和心理学研究；②在进行临床干预前为医生和临床心理学家提供基础信息；③单独或协同作出心理方面的评估（一般由医生、临床心理学家或当事人本人提出）；④预测当事人未来的成就；⑤对当事人的责任能力做出鉴定或司法鉴定等。

二、心理评估的常用方法

（一）调查法

调查法包括对现状调查和历史调查，目的是从当事人的现状和历史中了解其心理状况的特殊性。

（二）观察法

观察法指研究者通过对研究对象科学的、有目的的直接观察和分析，研究个体或团体的行为活动，了解事实、发现问题，从而探讨心理行为变化规律的一种方法。通常分为自然观察法和控制观察法两种类型。

（三）晤谈法

晤谈法也叫会谈法，其基本形式是晤谈者与被晤谈者面对面的语言交流，是心理评估中最常用的一种基本方法，旨在了解被晤谈者的有关心理属性特征方面的资料。晤谈法的效果取决于问题的性质和研究者本身的知识水平和会谈技巧。

（四）心理测验法

心理测验是指在标准情境下，对个人行为样本进行客观分析和描述的一种方法。

1. 心理测验的类型　按施测方式分为个别测验和团体测验；按测验材料性质分为文字测验和非文字测验；按测验材料的意义是否肯定、回答有无限制分为常规测验和投射测验；按测验目的和功能分为能力测验、人格测验、神经心理测验、评定量表和职业咨询测验；按受试者的年龄特点分为婴幼儿测验、成人测验、老年测验。

2. 标准化心理测验的基本特征　标准化测验应具备以下主要技术指标：样本、常模、信度、效度。

3. 心理测验的用途

(1) 临床应用：心理咨询、临床诊断、安置和选拔人才。

(2) 理论研究：主要用于搜集资料，建立或检验假说。

4. 心理测验的正确使用

(1) 选择心理测验的原则：①根据评估的目的（临床或科研）选择相应的测验种类；②选择常模样本能代表被试者情况的测验；③优先选用公认的标准化程度高的测验；④选用国外引进的测验时，应尽可能选择经过我国修订和再标准化的测验；⑤选用主试熟悉和具有使用经验的测验；⑥选用信度和效度较高的测验。

(2) 心理测验实施的一般原则：①在施测过程中自始至终以平等地位对待、尊重受试者；②尽可能与受试者建立协调的合作关系，保持测验情境友好；③严格按照测验的操作规定实施测验。

(3) 心理测验的注意事项：①防止滥用；②选择好实施测验的时机；③心理测验的使用者及阅读测验报告者均需掌握一定的心理学基础知识，并经过专业培训；④综合分析并动态看待心理测验结果。

第二节　常用的心理测验及评定量表

一、智力测验

智力测验是指根据有关智力概念和智力理论、经标准化过程编制而成、用于评估个人的一般能力的测验。

(一) 智力商数与智力

智力商数是指智力测验结果的量化单位，用于衡量个体智力的发展水平。

1. 比率智商：计算方法为 $IQ = MA/CA \times 100$。MA 为智龄；CA 为实际年龄。比率智商适用的最高实际年龄限制在15岁或16岁。

2. 离差智商：表示被试者的成绩偏离同年龄组平均成绩的距离。离差智商克服了比率智商计算受年龄限制的缺点，已成为通用的智商计算方法。

3. 智力分类和分级：智力等级与智商的关系见表 7-1。

(二) 常用智力测验

1. 斯坦福 - 比奈量表　测验项目按功能相同的项目组成划分测验。目前已经出版了 S-B 第四版（$S\text{-}B_4$），$S\text{-}B_4$ 共有 15 个分测验，组成四个领域，即词语推理、数量推理、抽象 / 视觉推理和短时记忆。现在中国使用的比奈量表称“中国比奈量表”。

2. 韦氏智力量表　包括成人（16 岁以上）、儿童（6～16 岁）和学龄前期（4～6 岁）三个年龄版本。

韦氏智力量表分为两大类：一类是言语测验量表，另一类是操作测验量表。两个量表合称全量表，计算出总智商。

以中国修订韦氏成人智力量表（WAIS-RC）为例加以介绍。

(1) 言语量表：①知识测验：主要测量人们的知识、兴趣范围及长时记忆等能力；②领

表 7-1　智力水平的等级名称与划分（按智商值划分）

智商等级名称	韦氏量表（S＝15）	斯坦福 - 比奈量表（S＝16）
极优秀	130 以上	132 以上
优秀	120～129	123～131
中上	110～119	111～122
中等（平常）	90～109	79～110
中下	80～89	19～89
边缘（临界）	70～79	68～78
轻度智力缺损	55～69	52～67
中度智力缺损	40～54	36～51
重度智力缺损	25～39	20～35
极重度智力缺损	<25	<20

悟测验：测量对社会的适应程度，尤其是对伦理道德的判断能力；③算术测验：测量注意力及解决问题的能力；④相似性测验：主要测量抽象和概括能力；⑤数字广度测验：测量注意力和瞬时记忆或短时记忆能力；⑥词汇测验：测量被试者词汇理解和表达能力，同时还能测量理解和掌握知识的广度。

（2）操作量表：①数字符号测验：主要测量手 - 眼协调、注意集中能力和操作速度；②填图测验：测量视觉辨认能力、对组成物体要素的认知能力及扫视后迅速抓住缺点的能力；③木块图案测验：测量空间知觉、视觉分析综合能力；④图片排列测验：测量逻辑思维、联想、部分与整体关系能力；⑤图形拼凑测验：测量想象力、抓住事物线索及手 - 眼协调能力。

3. K-ABC　主要适用于 2～12.5 岁的儿童，是目前国外比较新颖的儿童智力量表，在临床、教育评估及心理学基础研究领域都具有一定的应用价值。

4. 儿童发展量表　包括身体生长和心理发展两大内容，其中心理发展又以适应行为为主。常用的发展量表有贝利婴幼儿发展量表（2～30 个月）、丹佛发展筛查测验（2 周～6 岁）、盖塞尔发展诊断量表（2.5～6 岁）。国内各有相应的修订本。

5. 适应行为量表　用于评估个体适应行为的发展水平和特征，广泛应用于智力低下的诊断、分类、训练及特殊教育等领域。对于一些婴幼儿、老年人、智残者和重症患者，进行适应行为评定有时具有特殊的重要意义。国外有杜尔编制的威兰德社会成熟量表，美国智力低下协会的适应行为量表，以及其他一些适用于不同年龄的适应行为量表。我国有姚树桥、龚耀先 1991 年编制的儿童适应行为评定量表，是智力低下儿童诊断性工具之一。龚耀先等人编制的“成人智残评定量表”对成年智力缺陷者的生活自理能力、学习与工作能力、社会交往能力以及定向能力进行了评定和程度的划分。

二、人格测验

（一）艾森克人格问卷（EPQ）

EPQ 由三个人格维度和一个效度量表组成。内外向维度（E 量表）：测查内向和外向人格特征；神经质维度（N 量表）：测查情绪稳定性；精神质维度（P 量表）：测查一些与精神病理有关的人格特征；掩饰（L 量表）：测量被试者的掩饰，或者朴实、遵从社会习俗及道德规范等特征。

E 维和 N 维交叉成十字分成的 4 个相，即外向——情绪不稳定、外向——情绪稳定、内向——情绪不稳定、内向——情绪稳定，这四个相分别相当于 4 种气质类型，即胆汁质、多血质、抑郁质和黏液质。

(二) 明尼苏达多项人格调查表(MMPI)

MMPI 于 1945 年正式出版。1989 年，布契尔等人完成了 MMPI-2 的修订工作。2003 年，中国学者完成了 MMPI-2 的手册编制及计算机化操作。MMPI-2 测验形式有两种：纸笔测验及计算机化测验。共有 567 个项目，MMPI-2 除保留 MMPI 的 10 个临床量表和 4 个效度量表外，又增加了 3 个效度量表。

1. 效度量表　未答项目数、掩饰量表、伪装量表、校正量表、后 F 量表、同向答题量表、逆向答题量表。

2. 临床量表　疑病量表、抑郁量表、癔症量表、精神病态性偏倚量表、男性化或女性化量表、偏执性人格量表、精神衰弱量表、精神分裂性人格量表、躁狂症量表和社会内向量表。

MMPI-2 临床量表均采用 T 分形式，每个量表 T 分数分布的平均数为 50 分，标准差为 10 分。常模的区分点为 60 分，凡高于或等于 60 分的量表 T 分便具有临床意义。

(三) 卡特尔 16 项人格因素问卷(16PF)

应用因素分析方法于 1949 年编制而成，广泛应用于心理咨询、人才选拔和职业咨询等多个领域。

现常用的中国修订本将 A 和 B 本合并，共有 187 个项目，每 12～13 个题目又组成一个分量表，测量某一方面的人格因素。根据得分高低又分为两极，高分和低分表现出不同的特征。

施测时要按照统一的指导语和指定的要求，必须在三个备选答案中选出一个。标准 10 分以 5.5 为平均数，1.5 为一个标准差，故可以认为，标准分数 5 和 6 是平均数，1～4 分为低分特征，7～10 分为高分特征。

(四) 投射测验

投射测验是采用含糊、模棱两可的无结构刺激材料，让被试者根据自己的认知和体验进行解释、说明和联想，使评估者得以了解被试者的人格特征和心理冲突。包括洛夏测验和主题统觉测验(TAT)。

三、神经心理测验

临床上常把神经心理测验分为神经心理筛选测验和成套神经心理测验。

(一) 神经心理筛选测验

1. 本德格式塔测验　主要测查空间能力。

2. 威斯康星卡片分类测验　测查受试者根据以往经验进行分类、概括、工作记忆和认知转移等能力，用于检测抽象思维能力。

3. 本顿视觉保持测验　主要用于脑损伤后视知觉、视觉记忆、视觉空间结构能力的评估。有三种不同形式的测验图(C、D、E 式)，适用年龄为 5 岁以上。

4. 快速神经学甄别测验　主要用于测量与学习有关的综合神经功能。对学习困难的儿童具有较好的鉴别作用。

(二) 成套神经心理测验

用于测查多方面的心理功能或能力状况。其中中国修订的成人 HRB 包括 6 个重要的测验和4个检查：范畴测验、触摸操作测验、节律测验、手指敲击测验、Halstead-Wepman失语甄别测验、语声知觉测验；侧性优势检查、握力测验、连线测验、感知觉障碍检查。

每一分测验有不同的划界常模。根据划入病理范围的分测验分数可计算出损伤指数，临床上可依据损伤指数大小辅助判断脑损伤的严重程度。

四、评定量表

(一) 症状评定量表

1．90项症状自评量表（SCL-90） 由90个项目组成，包含较广泛的精神症状学内容，能较准确地评估患者的自觉症状，反映患者的病情及其严重程度。目前，量表广泛应用于精神科和心理咨询门诊，也可用于综合性医院，以了解身体疾病患者的精神症状。

SCL-90的项目均采用5级（1～5或0～4）评分制，分别为“没有、很轻、中等、偏重、严重”，被试者根据自己最近的情况和感受对各项目进行恰当的评分。量表包含10个因子：躯体化、强迫症状、人际敏感、抑郁、焦虑、敌对、恐怖、偏执、精神病性和附加项。

常用的指标：总分、总均分、阳性项目数、阳性症状均分、因子分。

2．抑郁自评量表 用于衡量抑郁状态轻重程度及其在治疗中的变化。该量表由20个与抑郁症状有关的条目组成，评定时间跨度为最近一周，适用于抑郁症状的成人，也可用于流行病学调查。

评分：每一个条目均按1～4四级评分法。1＝从无或偶尔，2＝有时有该项症状，3＝大部分时间有该项症状，4＝绝大部分时间有该项症状。

总分：总分超过41分可考虑筛查阳性。抑郁严重指数：抑郁严重指数＝总分/80。指数范围为0.25～1.0，指数越高，反映抑郁程度越重。

3．焦虑自评量表 用于评价有无焦虑症状及其严重程度。量表由20个与焦虑症状相关的条目组成。用于有焦虑症状的成年人，也可用于流行病学调查。

评分：每一个条目均按1～4四级评分。1＝从无或偶尔有该项症状，2＝有时有该项症状，3＝大部分时间有该项症状，4＝绝大部分时间有该项症状。

总分：总分超过40分可考虑筛查阳性。分数越高，焦虑程度越严重。

(二) 应激相关评定量表

1．生活事件量表（LES） 该量表由48条生活事件组成，包括三个方面的问题：家庭生活方面、工作学习方面、社交及其他方面，2条空白项目，供被试者填写自己已经经历而表中并未列出的某些事件。

影响程度分为5级，从毫无影响到影响极重分别记0、1、2、3、4分。影响持续时间分3个月内、半年内、1年内、1年以上共4个等级，分别记1、2、3、4分。

统计指标为生活事件刺激量：单项事件刺激量、正性事件刺激量、负性事件刺激量；生活事件总刺激量。

2．领悟社会支持量表（PSSS） PSSS是自评量表，由被试者根据自己的感受填写。量表由12条反映个体对社会支持感受的条目组成，测定个体领悟到的来自各种社会支持源的支持程度，并以总分反映个体感受到的社会支持总程度。

每个项目均采用1～7的七级计分法：1＝极不同意，2＝很不同意，3＝稍不同意，4＝中立，5＝稍同意，6＝很同意，7＝极同意。所有条目评分相加得出社会支持总分。分数越高，反映被试者拥有或感受的社会支持越多。

(三) A型行为类型评定量表

由60个条目组成，包括："TH"25道题，反映时间匆忙感、时间紧迫感和做事快等特征；"CH"25道题，反映争强好胜、敌意和缺乏耐性等特征；"L"10道题，为回答真实性检测题。

评分指标及意义：L分、TH分、CH分。

行为总分：高于36分时视为典型A型，28～35分视为中间偏A型，19～26分视为中间偏B型，总分27分视为极端中间型，总分小于18分视为典型B型。

重点和难点解析

本章重点：掌握心理评估的概念与常用方法，标准化心理测验具备的主要技术指标。

本章难点：心理测验的正确使用，常用心理测验及评定量表的分值与临床意义。

心理评估是医学心理学研究与临床实践的重要方法之一，在当今医学领域中配合疾病的诊疗以及科研上发挥着越来越大的作用。因此，作为医学生，熟练掌握和应用心理评估的各种方法不仅是必要的，而且是非常重要的，对其今后的临床实践和科研工作都将有很大的帮助。

(尹红新)

练 习 题

A1型题

1. 测验内容以图画、仪器、模型为材料，被试者用手势或操作回答的是

A. 个体测验　B. 团体测验
C. 文字测验　D. 非文字测验
E. 计算机辅助测验

2. 下列选项中不属于人格测验的是

A. 16PF　B. MMPI　C. EPQ
D. 投射测验　E. HRB

3. 心理测验在某一人群中测查结果的标准量数是

A. 常模　B. 信度　C. 大样本
D. 效度　E. 结果描述

4. 心理测验的行为样本必须具有

A. 区域性　B. 随机性　C. 代表性
D. 全国性　E. 整群性

5. 离差智商的计算方法是

A. $IQ=50+10(X-\bar{x})/s$　B. $IQ=100+3(X-\bar{x})/s$
C. $IQ=5+1.5(X-\bar{x})/s$　D. $IQ=100+15(X-\bar{x})/s$
E. $IQ=100+10(X-\bar{x})/s$

6. 离差智商适用于

A. 4～16岁　B. 16岁以上　C. 18岁以上
D. 任何年龄　E. 12岁以上

7. 测量对社会的适应程度，尤其是对伦理道德的判断能力是

A. 知识测验　　B. 领悟测验　　C. 相似性测验

D. 词汇测验　　E. 填图测验

8. 下列选项中不属于 EPQ 的量表是

A. E 量表　　B. P 量表　　C. Q 量表

D. N 量表　　E. L 量表

9. EPQ 测查情绪稳定性的量表是

A. N 量表　　B. P 量表　　C. Q 量表

D. E 量表　　E. L 量表

10. MMPI-2 新增加的 3 个效度量表是

A. Q、L、F 量表　　B. Fb、TRIN、VRIN 量表

C. Q、K、F 量表　　D. K、L、F 量表

E. F、TRIN、VRIN 量表

11. 某患者焦虑、担忧、忧心忡忡，遇挫折有强烈的情绪反应。如果进行 EPQ 测量，其结果可能性最大的是

A. N 量表分高　　B. E 量表分低

C. P 量表分高　　D. E 量表分高

E. L 量表分低

12. 下列选项中不属于神经心理测验用途的是

A. 既用于正常人，更常用于脑损伤患者

B. 用于了解个体的人格特征

C. 脑损伤患者治疗康复、预后评价的指标

D. 人才选拔时的能力鉴定

E. 用于脑损伤患者的脑功能损害程度的评定

13. 下列选项中属于症状评定量表的是

A. MMPI　　B. EPQ　　C. 16PF

D. HRB　　E. SCL-90

A2 型题

14. 有位医师需要了解某患者的人格特征，他想使用临床中常用的人格量表，但发现科室备用的心理测量工具中有一个测验不属于人格测验量表

A. MMPI　　B. CPI　　C. EPQ

D. 16PF　　E. SCL-90

15. 一位患者 MMPI 测验 Q 分是 34 分，你将如何判断测验的有效性

A. 此测验有效　　B. 此测验无效

C. 有参考价值　　D. 无参考价值

E. 结合咨询再决定

A3 型题

（16～17 题共用题干）

某男，患有冠状动脉硬化性心脏病和高血压，病史 5 年。心理医师检查，认为他具有 A 型行为特征。

16. 该心理医师可能使用了以下哪种心理测验或评定量表

A. MMPI
B. A 型行为类型评定量表
C. HRB
D. SCL-90
E. 适应行为量表

17. A 型行为类型的评定是根据以下哪项得分来计算的

A. TH
B. CH
C. TH 与 CH 相加之和
D. L
E. TH、CH、L 三者相加之和

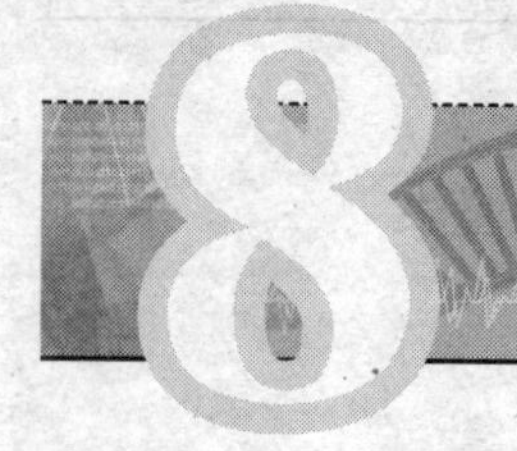

第八章

心理治疗

内容要点

第一节 概 述

一、心理治疗的概念

心理治疗又称精神治疗，是治疗者以医学心理学理论为指导，以良好的医患关系为桥梁，应用各种心理学技术或通过某些辅助手段，如仪器，按照一定的程序，改善患者的心理条件，达到消除心身症状，重新获得身体与环境平衡的目的。

二、心理治疗和心理咨询的关系

1. 心理治疗与心理咨询的不同点：对象不同；内容不同；目标不同；工作人员不同。

2. 心理治疗与心理咨询的相同点：两者所采用的理论和方法是一样的；两者都注重建立良好的人际关系；两者相容。

三、心理治疗的基本过程

1. 问题探索阶段　在此阶段首先要建立良好的医患关系，了解问题行为的表现，探索问题行为的病因，分析问题行为的相关因素。

2. 分析认识阶段　此阶段首先对有关问题行为进行详细的治疗前的测量和记录，同时进行功能分析。

3. 治疗行动阶段　治疗开始首先确立治疗目标，然后选择治疗方法，最后指导和实施治疗。

4. 疗效评估阶段　在治疗期间，除了要随时对患者治疗的情况进行分析，还应对治疗的效果进行总的分析和评价。

5. 结束巩固阶段　取得疗效后继续巩固，是行为治疗程序的最后重要的环节。

四、心理治疗的工作原则

心理治疗是通过密切的医患关系而进行的，所以必须始终保持医患关系处于良好的状态中。为此，不论进行何种心理治疗，治疗者均应遵守信任原则、保密原则、计划原则、针对性原则、灵活性原则、中立性原则、综合性原则、回避性原则。

第二节 经典精神分析疗法

经典精神分析疗法由弗洛伊德于19世纪末创立，曾在西方心理治疗领域占有重要的地位。主张用精神分析方法来发掘患者被压抑到潜意识内的心理矛盾以治愈患者。

一、基本技术

1. 自由联想　自由联想是精神分析的基本治疗手段，是将患者带入无意识的路径之一。治疗者鼓励患者尽量回忆从童年起所遭受的一切挫折或精神创伤，使患者绕过平时的防御机制，逐渐进入无意识的世界，这样无意识里的心理冲突可逐渐被带入到意识领域，使患者对此有所领悟，在意识清醒状态下，用成人的观念、态度进行重新认识、批判和调整，疾病自然就痊愈了。自由联想几乎贯穿整个精神分析治疗的始终。

2. 梦的分析　梦在精神分析治疗中具有重要的意义，它是通向潜意识的捷径。精神分析理论认为，梦代表着愿望的达成。精神分析理论认为梦的内容与被压抑在潜意识中的内容存在某种联系。患者有关梦的报告可以作为自由联想的补充和扩展，并认为有关梦境的分析结果更接近于患者的真正动机和欲求。

3. 阻抗分析　阻抗是患者所做的与治疗进程对立的任何事情。精神分析理论认为，当患者出现阻抗时，往往是自由联想的内容已经触及或即将触及其心理症结之所在。因此，治疗者的任务就是在整个治疗过程中不断辨认并帮助患者克服各种形式的阻抗，将压抑在潜意识中的情感释放出来。如果潜意识的所有阻抗都被逐一战胜，患者实际上已在意识层面上重新认识了自己，分析治疗也就接近成功。

4. 移情分析　移情分析是精神分析法治疗很重要的内容。移情可以是正移情也可以是负移情。正移情是患者爱恋情感的转移，即把治疗者当成喜欢的、热爱的、思念的对象。负移情是患者将过去生活中体验到的攻击、愤怒、痛苦、羞辱等情感投射到治疗者身上。通过对移情的分析，可以了解患者心理上的某些本质问题，引导患者讲述出痛苦的经历，揭示移情的意义，帮助患者进一步认识自己的态度与行为，并给予恰当的疏导，使移情成为治疗的动力。

5. 疏泄　疏泄是通过治疗师的引导和启发，让求助者将心中积郁的苦闷和内心的矛盾冲突表达出来，从而恢复心理平衡的治疗方法。

6. 解释　解释是治疗者在精神分析治疗过程中，对患者的一些心理实质问题，如潜意识的含义进行解释或引导，帮助患者将潜意识冲突的内容导入意识层面加以理解。

二、治疗的过程

一般在进行精神分析正式开始治疗前，还需要进行2周左右的试验性分析和联想，进一步明确诊断并排除不适于做心理分析治疗的对象。

1. 治疗的设置　精神分析治疗应在较为严格的治疗设置中进行，包括治疗室的布置，治疗应有固定的治疗场所、频率及治疗的时间，一般每周2～3次，每次40～50分钟。也有预约和付费的方式。治疗者需要受过严格的精神分析专门训练。

2. 治疗开始　患者在安静的环境里斜躺在舒适的沙发椅上，将身体放松，自由而随意地联想、回忆。当患者无话可谈时，治疗者适当地进行引导，使之继续下去，直至约定的时间。

3. 治疗的深入 以阻抗和移情的出现为特点。治疗者在倾听患者的自由联想时，跟随患者的联想走进患者的潜意识世界，和患者一起在其潜意识世界中观察，跟随患者的体验和感受，努力发现阻抗之所在及有意义的个人资料，观察和体验来自患者的移情反应，对患者的移情反应采取接纳、节制的态度。

4. 结束前的分析 在精神分析诊断基础上，通过分析患者的阻抗、移情及梦的内容，形成干预的思路。

三、应用

精神分析疗法是在治疗癔症，强迫症的临床实践中总结出来的。多应用于各种神经症，主要有癔症、强迫症、恐惧症、性变态及性功能障碍等，以及某些身心疾病、人格障碍以及心因性的躯体障碍。

第三节 行为疗法

行为疗法是建立在行为学习的理论基础上，主要通过对个体进行训练，达到矫正适应性不良行为的一种心理治疗技术。

一、放松疗法

放松疗法又称松弛疗法、放松训练，是通过机体的主动放松使人体验到身心的舒适，以调节因紧张反应所造成的心理生理功能紊乱的一种行为疗法。临床上常用的有渐进性放松训练和自生训练。

渐进性放松训练又称渐进性肌肉松弛疗法，是由美国生理学家雅各布森于20世纪20年代创立的一种由局部到全身、由紧张到松弛的肌肉放松训练。顺序一般是从头到脚、先紧张后放松、最后达到全身放松的状态。一般可以每天练习1～2次，每次20～30分钟。

自生训练是指练习者按照自己的意愿，使自身产生某种生理变化的一种训练，有人译作自律训练。自生训练有六种标准程序，即沉重感（伴肌肉放松）、温暖感（伴血管扩张）、缓慢的呼吸、心脏慢而有规律的跳动、腹部温暖感、前额清凉感。

二、系统脱敏疗法

系统脱敏疗法又称交互抑制法，是由美国心理学家沃尔普在20世纪50年代末发展起来的，利用对抗性条件反射原理，循序渐进地克服或消除神经症性反应的治疗方法。系统脱敏疗法认为，人在放松和焦虑的时候肌肉处于拮抗状态，因此我们可以帮助患者掌握放松的技术来对抗焦虑，达到治疗的目的。系统脱敏疗法主要用于治疗神经症。治疗步骤包括放松训练，制订焦虑等级表，实施脱敏，根据患者放松练习的进度做好时间安排。

三、暴露疗法

暴露疗法又称满灌疗法、冲击疗法，其治疗方法是让患者面对能使其产生强烈焦虑情绪的环境或事物，并保持一段时间，不允许患者逃避，焦虑情绪便逐渐由开始出现、达到高峰、进而下降，最终被消除，从而达到治疗的目的。

四、厌恶疗法

厌恶疗法又称惩罚消除法，是一种通过处罚手段引起厌恶反应，去阻止和消退原有不良行为的治疗方法。厌恶疗法常用于治疗各种成瘾行为（药物依赖、酒精依赖、烟草依赖）、肥胖症、强迫症、性心理障碍、精神疾病等多种适应不良行为。常用的厌恶刺激有：①电刺激；②药物刺激，如阿扑吗啡；③物理刺激，如戒烟机、橡皮筋等；④厌恶想象。

厌恶疗法的治疗要点：①厌恶刺激在不良行为发生时始终存在；②刺激要产生足够的痛苦水平（尤其是心理上的痛苦）；③治疗要持续到不良行为彻底消除，持续的时间要足够长；④随时进行鼓励强化，并以患者自我控制为主。

五、正强化技术

正强化技术又称阳性强化法，应用操作性条件反射原理，强调行为的改变是依据行为后果而决定的，其目的在于矫正不良行为，训练与建立某种良好行为。即运用正性强化原则，每当患者出现所期望的心理与目标行为，或者在一种符合要求的良好行为之后，采取奖励办法，立刻强化，以增强此种行为出现的频率，故又称奖励强化法。这种方法可适用于多种行为问题，如儿童注意缺陷多动障碍、孤独症、神经性厌食等，以及新行为的塑造等。

第四节　以人为中心疗法

以人为中心疗法是美国人本主义心理学家罗杰斯以人本主义理论为基础，于20世纪50年代提出的一种心理治疗方法。以人为中心疗法的治疗过程就是让来访者处于治疗的中心地位，依靠调动来访者的自身潜力来治愈疾病。

一、基本技术

1. 无条件积极尊重与接纳　这是治疗者应具有的一种最基本的态度，是指治疗者不加任何附带条件地接受或赞许来访者。不论来访者的情绪和思想多么混乱和不合理，治疗者始终对其表示关注和理解，使来访者逐渐学会以同样的态度对待自己，逐渐减少否认、歪曲的经验，更趋于认同和体验自己的即时情感和经验。

2. 坦诚　坦诚的一个主要成分就是表里如一，治疗者对自己不加任何矫饰，以自己的本来面目出现，真诚，真实，真情，不虚伪，不隐瞒，不掩饰自己的不足。情感的体验和表达是坦诚的最高标准，治疗者可以与患者交流自己的经历、挫折和情感体验，但又要注意不要喧宾夺主，在治疗过程中的主要对象是患者，患者是中心，坦诚为患者提供了一种榜样的作用。

3. 设身处地地理解和通情　治疗者能站在患者的立场上，用患者的眼光看待他们的问题，体会它们对患者的意义，感受患者的经验、情绪，体会他们的痛苦和不幸。通情反映了治疗者准确、敏捷地深入患者的内心世界，在最深的层次上体验到患者的情感和感受的能量。在治疗的每时每刻，治疗者都能理解和适应患者的情感状态。

二、应用

以人为中心疗法不仅是一种心理治疗的方法，而且更是一种心理治疗的思想。在临床实践中，以人为中心疗法主要适用于神经症和其他有消除自身心理障碍动机的人。精神病患者不适用。在国内还适用于针对正常人群的心理咨询。

第五节　认 知 疗 法

认知疗法是20世纪50年代发展起来的一种心理治疗技术，心理治疗的着眼点应在于信念、知觉、思维等内部思想的改变上。它试图通过帮助患者摆脱消极观念，转而接受积极思想，从而保持心身健康，达到治疗的目的。

一、艾里斯理性情绪疗法

理性情绪疗法（简称RET）是20世纪50年代由艾里斯在美国创立的。强调人自身的认知、情绪和行为这三个维度功能的统一性。其特点是认知、行动并重，理性、经验并存。RET的原理被应用于多种多样的情绪障碍的治疗中。

理性情绪疗法的基本技术是采用ABCDE五项自我分析技术：A：找出引起不良情绪的事件、诱因；B：伴随该事件产生的不合理信念、想法；C：描述由此导致的不良情绪和行为后果；D：与不合理信念辩论，对不合理信念逐一反驳；E：观察信念改变后产生的结果。

理性情绪治疗的基本过程首先是心理诊断阶段，其次是领悟阶段，第三是修通阶段，最后是再教育阶段。该技术已被成功地应用于学校、婚恋、家庭和医院等不同人群的心理咨询与治疗中，并且取得了显著效果。但理性情绪疗法不适合于无领悟能力者及对此法有偏见者。

二、贝克的认知疗法

贝克认知疗法由贝克在研究抑郁症治疗的临床实践中逐步创建。贝克认知疗法主要目标是协助当事人克服认知的盲点、模糊的知觉、自我欺骗、不正确的判断，以及改变其认知中对现实的直接扭曲或不合逻辑的思考方式。治疗者透过接纳、温暖、同理的态度，避免采用权威的治疗方式，引导当事人以尝试错误的态度，逐步进入问题解决的历程中。

常见的认知歪曲包括任意推断、选择性概括、过度泛化、扩大与夸张、个人化、极端化的思考。

贝克认知疗法的基本技术为识别负性自动想法、识别认知错误、真实性检验、去注意、监察焦虑水平。对轻度至中度的抑郁症及非精神病性抑郁最为有效，对躯体疾病或生理功能障碍伴发的抑郁状态也有较好的疗效，对内因性抑郁或精神病性抑郁需配合药物治疗。

第六节　心理治疗的其他方法

一、生物反馈疗法

生物反馈疗法是个体运用生物反馈技术，控制和调节不正常的生理反应，以达到调整机体功能和防病治病目的的心理疗法。生物反馈疗法是一种通过内脏学习来改变自己不当生理反应的认知行为疗法。

目前临床应用的生物反馈种类主要有肌电反馈、皮肤电反馈、心率和血压反馈、皮肤温度反馈、括约肌张力反馈、脑电反馈。

生物反馈仪所提供的反馈信息可分为特异性信息和非特异性信息两种。在治疗过程中应尽量寻找特异性信息变量，但由于现有的生物反馈仪不能囊括所有生理活动，找不到特异性信息变量时，可采用非特异性信息变量。要选择适合进行生物反馈训练的患者，设置一个安静、舒适的良好训练环境。

生物反馈放松训练一个疗程一般需要4～8周，每周2次，每次20～30分钟。

生物反馈疗法适用于内科、外科、妇科、儿科、精神科、神经科等临床科室的多种与紧张应激有关的心身疾病。

二、暗示和催眠疗法

暗示疗法是一种古老的治疗方法，它是指治疗者通过给患者积极的暗示来消除或减轻疾病症状的一种方法。

暗示疗法首先进行暗示性的测试，可以通过嗅觉法、平衡法、手臂法测试。

暗示疗法可以通过言语暗示、操作暗示、药物暗示对患者进行暗示。

目前，临床上普遍认为暗示疗法的使用范围是很广的，其适应证除了癔症和其他神经症（如恐怖性神经症、焦虑性神经症）外，对心身障碍、心身疾病和行为习惯障碍等均有疗效。

催眠疗法是治疗者用一定的催眠技术使患者进入催眠状态，并用积极的暗示调控患者的心身状态，以治愈躯体疾病或心理疾病的一种心理治疗方法。

催眠诱导的方法常用的有言语暗示加视觉刺激、言语暗示加听觉刺激、言语暗示加皮肤刺激、言语暗示加药物暗示。

催眠疗法的适应证主要是神经症和某些心身疾病，如癔症性遗忘症、失音症和瘫痪、恐怖性神经症等。对消除某些心身障碍和顽固性不良习惯效果更好。

重点和难点解析

本章的重点：心理治疗的概念、治疗过程和一般原则。

本章的难点：各种心理治疗的技术方法。

经典精神分析疗法主张用精神分析方法来发掘患者被压抑到潜意识内的心理矛盾以治愈患者。行为治疗主要通过对个体进行训练，达到矫正适应性不良行为的一类心理治疗方法和技术。以人为中心疗法的治疗过程就是让来访者处于治疗的中心地位，依靠调动来访者的自身潜力来治愈疾病。认知疗法试图通过帮助患者摆脱消极观念，转而接受积极思想，从而保持心身健康，达到治疗的目的。

（李玉霞）

练习题

A1型题

1. 心理治疗的实效性是指

A. 心理治疗的效率高

B. 心理治疗要以实事求是为原则

C. 心理治疗是一种实际、有效的人道工作

D. 心理治疗要求医患相互信任诚实才能取得最好的效果
E. 心理治疗的效果是很明显的

2. 心理治疗和心理咨询本质上是相同的，但也有下列差别，应除外的是
A. 工作任务不同
B. 工作时间长短不同
C. 对象和情境不同
D. 身份和工作方式不同
E. 解决问题的性质和内容不同

3. 一般问题解决模式包含发现问题、分析问题、提出假设、实践和检验假设几个要素，在心理治疗过程中哪个阶段相当于提出假设
A. 问题探索阶段
B. 分析认识阶段
C. 治疗行动阶段
D. 疗效评估阶段
E. 结束巩固阶段

4. 为保证材料真实，也为了维护心理治疗本身的声誉及权威性，因此心理治疗要坚持
A. 真诚原则
B. 耐心原则
C. 保密原则
D. 中立原则
E. 回避原则

5. 不论进行何种心理治疗，治疗者均应遵守以下原则，但除外的是
A. 真诚原则
B. 保密原则
C. 耐心原则
D. 中立与回避原则
E. 标准化原则

6. 心理治疗师是否成熟称职的重要条件，以及心理治疗成败的关键是
A. 医师的技术水平
B. 心理治疗实施的计划性
C. 是否坚持保密原则
D. 建立良好的医患关系
E. 治疗方法的灵活性

7. 人本主义疗法有以下特点，但应除外的是
A. 以咨询者为中心
B. 放松训练
C. 把心理治疗看成一个转变过程
D. 非指令性治疗的技巧
E. 言语操作性条件试验

8. 心理咨询的目的包括
A. 改变其原有认知结构
B. 帮助其自身发展
C. 帮助来询者作出决定
D. 强化患者自我控制
E. 给患者提供社会支持

9. 心理治疗的中立原则
A. 不对患者的观点进行评价
B. 一般情况下不能为亲友、熟人进行治疗
C. 治疗的目标是促进求助者的成长与自立
D. 不能代替患者作出任何选择与择定
E. 不参与患者的事件

10. 给来访者以心理上的指导和帮助的过程，叫做
A. 心理评估
B. 心理诊断
C. 心理治疗
D. 心理支持
E. 心理咨询

A2 型题

11. 在为一名强迫症病人的治疗中，医生鼓励病人回忆从童年起所遭受的精神创伤与挫折，帮助他重新认识，建立起现实性的健康心理，这种疗法是

A. 梦的分析　　B. 移情　　C. 自由联想

D. 系统脱敏　　E. 自我调节

12. 向一位孤僻、忧郁、被动的病人讲明，每当能主动接触人，与人亲切交谈时，就给他几枚代币。他可用代币换取自己喜爱的物品。经过一段时间，病人原有的症状逐渐消失了。这种疗法是

A. 正强化技术　　B. 自我调整疗法

C. 系统脱敏疗法　　D. 模仿疗法

E. 厌恶疗法

13. 为了戒除烟瘾。在每次吸烟后，应用某种引起恶心、呕吐的药物，反复几次，就再不想吸烟了。这种戒烟方法是

A. 系统脱敏法　　B. 条件操作法

C. 自我调整疗法　　D. 厌恶疗法

E. 暴露疗法

14. 按一定的练习程序，学习有意识地控制或调节自身的心理生理活动，以降低机体唤醒水平，调整因紧张刺激而紊乱的功能，这种疗法称为

A. 系统脱敏法　　B. 厌恶疗法

C. 生物反馈疗法　　D. 模仿疗法

E. 放松训练法

15. 某患者害怕单独到百货商场、超市和一些大型商场购物，每当进入这些场所，就会感到胸闷、出冷汗，所以一直回避进入这些场所。心理医生详细地了解了病人焦虑的场合和回避的程度，制定了一张等级表进行分级暴露，这种疗法是

A. 快速暴露法　　B. 自控技术

C. 系统脱敏疗法　　D. 自我塑造法

E. 厌恶疗法

A3 型题

（16～17 题共用题干）

李某，女性，50 岁。1 个月前因胃癌进行胃大部分切除术。术后一般情况良好，但患者情绪低落，常常独自流泪，对自己的生存非常悲观，各种兴趣下降，整夜难眠，常出现轻生的念头。

16. 患者的这种情绪状态是

A. 焦虑反应　　B. 抑郁反应

C. 恐惧反应　　D. 愤怒反应

E. 应激反应

17. 患者这种情绪反应强度主要取决于

A. 患者疾病的痛苦程度　　B. 患者可能的生存期长短

C. 病情对于前途的影响　　D. 患者经济上的损失

E. 患者赋予所失去东西的主观价值

（18～20 题共用题干）

张某，女性，65 岁，家庭经济困难。她花了一千多元钱，做完全口义齿修复后，总感觉义齿不适，医生做了多次调磨修改仍没有改善，患者为此十分烦恼，造成失眠，甚至有呼吸困难，心悸等症状。

18. 该患者主要情绪反应属于

A. 抑郁反应　　B. 焦虑反应
C. 厌恶反应　　D. 恐惧反应
E. 强迫反应

19. 对该病人最佳的心理评估方法是

A. 晤谈法　　B. 观察法
C. 心理测量法　　D. 暴露疗法
E. 条件反射疗法

20. 初次接触首选手段是

A. 宣泄　　B. 领悟
C. 强化控制　　D. 增强自信心
E. 精神分析治疗

A4 型题

（21～23 题共用题干）

尉某，女性，23 岁，情绪差、话少、活动少一个月。精神检查发现，表情苦闷，愁眉苦脸，称对平时爱好的活动也觉乏味，感觉度日如年，头脑迟钝，记忆力下降，注意力不集中，自我评价低，感觉自己是家人和社会的负担，活动减少，生活被动懒散，食欲减退，体重下降，入睡困难，睡眠浅，早醒。

21. 对其诊断最合适的是

A. 分裂症　　B. 回避型人格
C. 抑郁发作　　D. 被动 - 攻击型人格
E. 焦虑发作

22. 其核心症状是

A. 情感低落、兴趣缺乏、快感缺失
B. 情感低落、记忆力减退、活动减少
C. 情感低落、自我评价低、入睡困难
D. 头脑迟钝、兴趣缺乏、入睡困难
E. 情感低落、记忆力减退、自我评价低

23. 如果患者有消极自杀的观念，且近期有过一次自杀行为，当前对该患者的最佳处理是

A. 应用认知治疗纠正其错误的认知方式
B. 给予长时间的精神分析治疗
C. 收入院进行药物治疗并严防自杀
D. 支持性心理治疗
E. 集体治疗

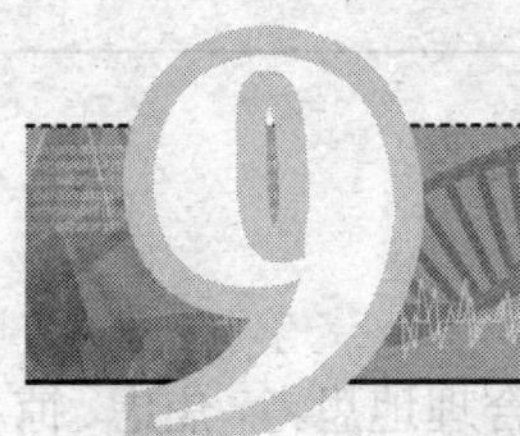

第九章

心理危机干预

内容要点

第一节 危机干预概述

一、危机

(一) 危机的概念

危机是指超越个体或者群体承受力的事件或境遇，以个体精神结构为媒介，最终导致个体处于心理失衡状态。换句话说，危机是指个体运用通常应对应激的方式或机制仍不能应对目前所遇到的外界或内部应激时所表现出的一种偏离常态的反应。

(二) 危机的种类

1. 鲍德温提出的危机种类　倾向性危机、过渡期危机、创伤性危机、发育危机、精神病理危机和精神科急症。

2. 布拉默提出的危机分类　发展性危机、境遇性危机和存在性危机。

(三) 危机的特征

1. 双重性　危机是危险的，可能导致个体严重的病态；但是危机也是一种机会，带来的痛苦会迫使当事人寻求帮助。

2. 复杂性　危机的症状就像一张网，个体环境的所有方面都相互交叉在一起。一旦危机出现，就会有很多复杂的问题需要危机干预工作者进行直接的干预。而且个体的环境决定着处理危机的难度。

3. 动力性　危机会使每位个体出现不同程度的焦虑情绪反应。也正是这种反应为个体的成长和变化提供了动力。

4. 多样性　不同的环境，不同个体面对同一危机，会有不同的反应，处理方法也就千差万别。帮助处于危机中的人，常常需要多种因素共同参与，共同致力于危机的解决之中。对那些长期存在的问题，基本上不存在快速的解决办法。

5. 必然性　不管我们是否愿意面对，生活总是一个危机和挑战交织在一起的过程。危机发生在某个特定的个体也许是偶然的，但是在整个群体中，危机的发生是必然的。我们每个人都在尽可能地回避危机，对危机的这种趋避性常常会影响到个体的成长。

6. 普遍性与特殊性　每一个危机都伴随着不平衡和解体。说危机是普遍的，是因为在特定的情况下，没有人能够幸免；说危机是特殊的，是因为即使面对同样的情况，有些人能够成功地战胜危机，而另一些人则不能。不管一个人受了多少针对心理创伤的训练，当他面对严重的危机时，解体、失衡、迷惑以及应付机制的破坏都是不可避免的。

（四）危机的分期

1. 危机前期　人处于平衡状态，能够应付日常生活中的应激事件。

2. 冲击期或休克期　高强度生活事件发生后几小时，表现为不能合理地思考，焦虑、惊恐，个别人出现意识不清。

3. 危机期或防御退缩期　冲击后的表现持续下来，表现为不能解决面临的困难，退缩，或否认问题的存在，或合理化，或不适当投射。

4. 解决期或适应期　用积极的办法接受现实，成功地解决问题，焦虑减轻，自我评价上升，社会功能恢复。

5. 危机后期　有效地应付和度过危机，获得经验和成长。

二、危机干预

（一）危机干预的概念

危机干预就是对处于心理危机状态的个体进行简短而有效的关怀和帮助，使他们顺利地渡过心理危机，恢复正常的生理和心理状态达到原有的社会功能水平。

（二）危机干预的适应人群

危机干预的适应人群范围较广，存在心理危机的人大多需要危机干预，前述个体对危机的结局中除了第一种结局外，其他结局的个体均需要进行危机干预。经历创伤危机的个体更需要危机干预。

1. 由某种特定应激性生活事件导致的处于心理失衡状态的个体。
2. 存在严重的、急性焦虑、抑郁、恐惧等负性情绪的个体。
3. 存在自杀危险的个体。
4. 近期丧失解决问题能力的个体。
5. 求治动机明确，具有潜在的能力改善的个体。
6. 适应不良的个体。

处于创伤性危机的人群一般可分为四级。第一级：亲历灾难的幸存者、伤员；第二级：灾难现场的目击者，如目击灾难发生的人群、现场指挥、救援人员等；第三级：与第一级、第二级人群有关联的人，如幸存者和目击者的亲人等；第四级：灾难发生后在灾区开展服务的人员或志愿者、后方救援人员等。还要根据心理健康状况，把他们分为普通人群和重点人群分别进行干预。

第二节　危机理论和危机干预的基本模式、心理机制

一、危机理论

1. 基本危机理论　人在经历亲人死亡后出现悲哀的行为是正常的、暂时的，可以通过短期干预技术对正常的悲哀行为反应进行干预。危机是一种状态，造成这种状态的原因是生活目标的实现受到阻碍，且用常规的行为无法克服；阻碍的来源既可以是发展性的，又可以是境遇性的；在主观上认为创伤性事件威胁到需要的满足、安全和有意义的存在时，个体才会进入应激状态。

2. 扩展危机理论 继承了基本危机理论，同时也吸取了一些其他较为先进的理论成分，如心理分析理论、系统理论、适应理论和人际关系理论等。

3. 应用危机理论 每一个人和每一次危机都是不同的。布拉默应用危机理论将危机分为正常发展性危机、境遇性危机和存在性危机。詹姆斯从生态理论的视角提出了生态危机。

4. 生态系统理论 危机是整体生态系统之中的一部分，灾难性事件能够影响和改变整个生态结构，仅仅处理危机幸存者的情绪创伤是不够的。需要大量有经验的各种人类服务与环境科学专家组成的快速反应小分队，以便恢复稳定，实现与环境之间的平衡。

二、危机干预的基本模式

1. 平衡模式 危机是一种心理失衡状态，危机干预的目的和策略是使个体恢复到原来的心理平衡状态，这就是平衡模式。平衡模式适合于危机的早期干预。

2. 认知模式 认知危机的产生就是对现实生活中的困难和创伤产生错误或非理性的认知，通过改变认知方式，特别是一些非理性的认知或自我否定，就能够正确认识和处理这些危机。认知模式适合于危机趋于稳定后的当事人。

3. 心理社会转变模式 人是先天遗传和后天学习以及环境交互作用的产物，危机的产生也是由心理、社会、环境因素引起的，危机应对和干预应从这三个方面寻求方法，要求从系统的角度综合考虑各种内部和外部的困难，帮助求助者选择新的应对方式，善用各种社会支持与环境资源，重新获得对自己生活的自主控制。这一模式同样适合于已经趋于稳定的求助者。

三、危机干预的心理机制

1. 危机产生的认知过程 在危机事件中，突发的刺激情境对个体原有的图式结构会产生巨大的影响，面对外界的刺激，个体会运用已有的图式和新信息进行融合，这个融合过程包括同化、顺应和平衡。当个体经历了同化、顺应过程，启用社会支持和自身的各种资源还不能融合新信息，依旧无法运用惯有思维模式去应对当前情境，不能获得平衡时，便会产生心理危机。危机干预是帮助危机个体重建认知图式，使其获得新的平衡。

2. 危机的应激状态 当面临一种突如其来的刺激情境时，人们会产生应激，进入到应激状态。当刺激达到一定强度时，就会超过人们的心理阈限，应激状态受到破坏，形成强烈的心理情感冲击，使个人失去自控能力，产生一系列的异常症状。如果异常的生理反应过度，让有机体自身难以进行调适，会直接导致有机体的心理承受能力下降，心理免疫功能降低，从而导致心理危机。在危机干预中，引导危机个体接纳生理应激反应，减轻生理应激对心理的刺激作用，采取心理放松技术，可有效地缓减生理应激反应。

3. 危机中的应对策略 在危机事件中，个体受到了刺激情境的冲击，会迅速地对其进行评估和判断，考虑当前情境对自己是否有威胁。当个体采用了各种应对策略，评估之后发现没有奏效时，个体的生理、心理和行为就会出现异常，此时便会发生心理危机。

4. 危机与成长 处于危机的个体，其核心的体验就是绝望感和无助感。此时个体可能感觉陷入无法解释的问题或不能改变的处境当中，体验到不可避免的痛苦，他们一般不能看到痛苦之外的情况，更不能领会即将到来的好日子。

第三节 危机干预过程和干预技术

一、危机干预过程

(一) 危机干预的阶段

1. 危机评估阶段 灾难事件后对危机当事人心理伤害的严重程度评估，要在十分紧急和资料有限的条件下迅速完成。在与当事人建立良好关系的基础上进行危机评估。伤害的严重程度的评估一般通过危机当事人的认知、情感和行为三个功能入手。

2. 制订危机干预计划阶段 根据评估情况，迅速制订危机干预计划。危机干预的重点在于帮助当事人恢复心理健康，保持心理平衡，并不在于人格的塑造。制订计划一定要有当事人积极参与其中，绝不可由医生包办，越俎代庖，应发挥当事人的控制性和自主性。

3. 治疗性干预阶段 治疗性干预是处理危机的最主要阶段。基本干预方法和内容包括帮助当事人正确认识自己所处的危机状态，面对现实，并认识到当前的危机与生活事件之间的联系，帮助当事人释放压力，宣泄情绪，减轻痛苦，给予全面的关爱和支持，帮助当事人学会有效的应对技巧，建立良好的人际关系。帮助当事人学会应对逆境和挫折的技巧和方法。减轻逆境对其心理的影响，学会使用积极的、建设性的思维方式，建立正性思维方式，提高心理健康水平。同时，帮助当事人建立良好的人际关系，并学会人际交往的技巧和方法，直至危机解除。

4. 危机的解决和随访阶段 对整个干预过程进行总结，解除治疗关系，防止当事人产生依赖性。该阶段的重点仍是让当事人学会各种应对方法和技巧，当遇到挫折或身处逆境时能够有效地利用社会支持系统解决问题，避免或减少危机的发生。

(二) 危机干预的步骤

1. 确定问题 建立良好的关系，确定当事人存在的问题和问题的严重程度。确定危机问题时，要使用倾听技术，即同情、理解、真诚、接纳和尊重。

2. 保证当事人安全 在危机未解决之前当事人可能存在各种安全隐患，采取措施积极应对，把对自我和对他人的生理和心理危险性降到最小。对有自杀倾向者要进行严密的监护，确保其生命安全，并注意危机干预者的安全。保证自杀者的生命安全是危机干预的首要和核心的任务。

3. 给予支持 强调与当事人交流，多倾听、多肯定，使其尽可能地将烦恼和困惑宣泄出来。不评价当事人的经历与感受是否值得称赞，或是否出于心甘情愿的，而是应该提供一种机会，让当事人相信有一个人确实很关心自己，有一个环境确实让自己充满安全感和归属感。干预人员必须无条件地以积极的方式接纳所有的当事人。

4. 提出并验证可变通的应对方式 有许多适当的方法或途径可供求助者选择，但多数情况下，当事人处于思维不灵活或僵化的状态，不能恰当地判断什么是最佳选择，甚至认为所有的一切已经结束。在给予自杀者一些支持和帮助的基础上，帮助自杀者调整思路，从多种不同途径思考变通的方式：①环境支持。②应付机制。③积极的、建设性的思维方式，用来改变自己对问题的看法并减轻应激与焦虑水平。

5. 制订计划 包括：①确定有哪些个人、组织团体和有关机构现在能够提供及时的支持。②和当事人讨论和选择可以采用的、积极的应付机制。

6. 得到承诺　通过进一步的沟通，要明确当事人是否已经同意按照计划执行协议，得到自杀者不再自杀的承诺，必要时把自杀者托付给家长，结束危机干预。

三、危机干预技术

1. 良好的沟通技术和建立治疗关系的技术　通过沟通与当事人建立良好的、互相信任的人际关系是危机干预的基础。鼓励当事人用语言表达内心的感受，指导适当的情绪宣泄途径，以便减轻焦虑。

2. 支持技术　主要给当事人以精神支持，帮助当事人解决情感危机，使情绪得以稳定。同时给予同情、解释、保证、指导、说服等。

3. 干预技术　即解决问题的技术。向当事人解释危机后的情感反应是正常反应，强化焦虑、恐惧等情绪的合理性。不对当事人做不切实际的保证。强调当事人自身对其行为和决定所负有的责任；当事人对危机的认知会影响其应对方式，帮助当事人客观、理智地面对现实，纠正歪曲的、不合理的认知，采取积极的适当的应对策略和方法。常用的技术有：危机事件集体减压、着陆技术、保险箱技术、安全岛技术、遥控器技术、眼动脱敏和再加工法。

重点和难点解析

本章重点：掌握危机的评估内容及方法；危机干预的基本过程及步骤；心理危机干预技术。

本章难点：如何正确地理解危机干预理论以及危机产生的心理机制，并能将危机相关理论运用于理解危机干预的模式；以及将相关知识运用到对危机当事人的心理干预上。

（郭先菊）

练　习　题

A1 型题

1. 关于危机的种类，不正确的叙述是

A. 发育危机和过渡期危机　　B. 精神病理危机

C. 创伤性危机和倾向性危机　　D. 竞争性危机

E. 倾向性危机

2. 下列哪项属于 Brammer 提出的危机理论中的危机种类

A. 过渡期危机　　B. 境遇性危机

C. 存在性危机　　D. 精神病引起的危机

E. 发育危机

3. 危机的结局描述正确的是

A. 个体能够有效地应对并顺利地渡过危机，以后不再惧怕危机

B. 个体虽然能够渡过危机，留下了心理创伤，但不产生认知、行为、人格问题等

C. 未能顺利渡过危机而出现各种各样的心理障碍

D. 经历了强烈的心理创伤，自杀行为发生可能性加大

E. 经历危机的青少年身体更加强壮

4. 以下哪项不是危机干预的目的

A. 帮助处于危机状态的个体缓解不良情绪，减轻情感压力

B. 改变处于危机状态的个体对危机事件的认知态度和应对方式

C. 帮助处于危机状态的个体充分利用社会和环境资源，加强社会支持系统的作用

D. 帮助处于危机状态的个体获得或加强自主控制生活的能力，建立自信和正确的自我评价，顺利地度过危机，使问题得到解决

E. 预防发生短暂的心理创伤及过激行为

5. 创伤性危机的人群不包括

A. 亲历灾难的幸存者、伤员　　B. 灾难现场的目击者

C. 幸存者和目击者的亲人　　D. 对灾难事件恐惧的个体

E. 灾区服务的人员或志愿者、后方救援人员

6. 关于危机干预形式错误的是

A. 面对面危机干预　　B. 社会危机干预

C. 电话危机干预　　D. 信函危机指导

E. 网络危机干预

7. 危机干预基本模式中的平衡模式适合于

A. 危机的早期干预　　B. 趋于稳定后的求助者

C. 危机全程干预　　D. 危机后期干预

E. 危机的中期干预

8. “人生八阶段的心理社会发展理论诠释了发展性危机中，危机与转机并存”是由哪位心理学家提出的

A. Rogers C　　B. Erikson EH

C. Eysenck HJ　　D. Jung CG

E. Freud S

9. 危机干预的认知模式适用于

A. 危机趋于稳定后的危机个体　　B. 危机的早期干预

C. 危机的全程干预　　D. 危机的后期干预

E. 危机的中期干预

10. “危机是整体生态系统中的一部分，灾难性事件能够影响和改变整个生态结构，仅仅处理危机幸存者的情绪创伤是不够的。”该观点出自

A. 基本危机理论　　B. 扩展危机理论

C. 应用危机理论　　D. 生态系统理论

E. 人际关系理论

A2 型题

11. 小王在下班回家途中接到一名交通警察打来的电话，告诉他妻子发生了一起车祸，受伤严重，正在医院抢救。小王来到医院，看到妻子已经去世了。下列哪项不是正常的悲哀行为反应。

A. 总回忆死去的人　　B. 认同于死去的人

C. 表现出内疚或敌意　　D. 日常生活出现某些程度的紊乱

E. 向肇事者索赔

12. 一位精神分裂症患者听到耳边有一男声讲话，告诉他“你必须自杀，否则有一伙人要去刺杀你的父母。”该患者异常紧张、恐惧，拿水果刀割断桡动脉。该危机属于

A. 正常发展性危机　　B. 精神病理危机
C. 发育危机　　D. 境遇性危机
E. 存在性危机

13. 老张的儿子多年来使用“冰毒”。近期看到父亲和一伙人喝酒，认为是父亲在请人帮助算计自己，侵吞自己的家产，随即拿起斧子砍杀老张。该危机属于

A. 正常发展性危机　　B. 精神科急症危机
C. 发育危机　　D. 境遇性危机
E. 存在性危机

14. 18岁的刘某高考落榜，看到班里一半以上的同学成绩高于自己，感到深深的自卑，不愿出门，认为同学、老师都会笑话自己。心理医师引导她要掌握自我评价权力，是基于哪种理论

A. 人际关系理论　　B. 适应理论
C. 系统理论　　D. 心理分析理论
E. 扩展危机理论

15. 18岁的刘某高考落榜，表现自卑、不愿出门、哭泣、情绪低落，此时适合的危机干预模式是

A. 平衡模式　　B. 认知模式
C. 心理社会转变模式　　D. 系统模式
E. 适应模式

16. 吴先生因交友不慎，被朋友骗走了半生的积蓄，其妻子为此和吴先生生气，家里失去了往日的温馨。心理咨询师从夫妻关系入手，引导其妻理解丈夫。心理咨询师应用了何种危机理论

A. 系统理论　　B. 心理分析理论
C. 扩展危机理论　　D. 基本危机理论
E. 人际关系理论

17. 地震中怀孕6个月的王女士失去了丈夫，她悲痛欲绝，对未来充满各种担心。心理咨询师通过改变王女士的非理性思维，使其不良情绪得到改善。该咨询师运用了何种危机干预模式

A. 平衡模式　　B. 认知模式
C. 心理社会转变模式　　D. 系统模式
E. 适应模式

18. 刘先生在和同事出差途中突遭车祸，身受重伤并亲眼目睹同事丧生。住院期间出现表情麻木、失眠、呆坐不语，属于何种危机

A. 倾向性危机　　B. 过渡期危机
C. 创伤性危机　　D. 精神病理危机
E. 发育危机

19. 读高三的李某在自习时，听到耳边有一男声告诉她，“你赶快跑，FBI已派人来抓你去做人体实验了！”李某冲出教室，从五楼翻越栏杆一跃而下，坠楼身残。属于何种危机

A. 倾向性危机
B. 存在性危机
C. 创伤性危机
D. 精神病理危机
E. 发展性危机

20. 40岁的张女士一向争强好胜，工作成绩突出，偶然体检时发现自己患有“乳腺癌”，生活和工作节奏被打乱了，下列干预方法正确的是

A. 为王女士寻找保姆照顾
B. 请求王女士的领导为其调换岗位
C. 帮助王女士重建认知图式，使其获得新的平衡
D. 告诉王女士接受现实
E. 对王女士进行死亡教育

A3型题

（21～22题共用题干）

王先生，28岁，在2008年汶川地震中失去了母亲，看见从废墟中救出的母亲遗体，失声痛哭，继而出现表情麻木、呆坐不语、不知料理母亲后事、失眠的情况。

21. 王先生发生的危机是

A. 生态危机
B. 存在性危机
C. 创伤性危机
D. 精神病理危机
E. 环境危机

22. 危机干预人员恰当的措施是

A. 使用“着陆”技术
B. 防止王先生自杀
C. 告知干预计划
D. 说服王先生配合治疗
E. 陪伴在王先生身边，理解他的反应

（23～25题共用题干）

护士张女士相恋2年的男友近期提出分手，不再接听她的电话，好像从人间蒸发了，小张痛苦不堪，无法自拔，一再自责没听男友的话，自己不会照顾他。于是三天不进饮食，一闭眼就看到男友的身影在眼前晃动，无法入睡。

23. 按照鲍德温危机分类系统，护士张女士面临的危机是

A. 倾向性危机
B. 过渡性危机
C. 失恋性危机
D. 发育性危机
E. 外部危机

24. 对护士张女士的危机评估正确的是

A. 使用SAS、SDS评估情绪
B. 使用EPQ评估性格
C. 使用TAF评估情绪、认知和行为
D. 使用LES评估负性事件
E. 评估精神状况

25. 对护士张女士恰当的干预措施是

A. 紧急事件应激晤谈
B. 使用着陆技术
C. 使用安全岛技术
D. 帮助张女士联系其男友
E. 给张女士尽快介绍一位男友

第十章

患 者 心 理

内容要点

第一节　疾病行为与患者角色

一、基本概念

病感是指个体能够感到有病或不适的主观体验，可能是由疾病对身体的刺激引起的疼痛、虚弱等反应；也可以是受心理、社会、环境等多种因素的影响，导致病感个体有疼痛、失眠、纳差，以及焦虑、抑郁、愤怒等情绪体验。

疾病是指个体由于致病因素的侵袭，其正常的生理、心理活动偏离常态，机体系统的功能协调有序性被破坏，社会适应受损。

患者也称为病人，有狭义和广义之分。狭义的患者单指患有各种躯体疾病、心身疾病或心理障碍、神经精神性疾病的人，不论其求医与否，均统称为患者。患者也包括那些只有“病感”，但在临床上未发现躯体病理改变的人。广义的“患者”可以理解为接受医疗卫生服务的所有对象，如医疗美容求助者、求美者甚至可以是完全健康的人。

二、患者角色

患者角色，又称患者身份，是指患病个体在患病状态的同时有寻求医疗帮助的需要和行为，通过患病、治疗和康复的过程，患者与家庭、社会及医务工作者之间产生的社会角色。患者角色有社会角色退化、自控能力下降、求助愿望强烈、合作意愿增强、恢复后有承担病前的社会责任和义务等五个特点。

人患病后，并非每个人都按患者角色行事，他们可能表现出角色适应困难。常见的表现类型有：患者角色冲突、患者角色强化、患者角色缺如、患者角色消退、患者角色恐惧、患者角色隐瞒、患者角色假冒。

三、求医行为与遵医行为

人得知自己处于疾病状态或产生病感时寻求医疗帮助的行为，就是求医行为。可分为：主动求医行为、被动求医行为和强制求医行为。求医行为是一种复杂的社会行为，受到多种因素的综合作用。

患者遵从医务工作者所开的处方和遵照医嘱进行检查、治疗和预防疾病复发的行为，即为遵医行为。遵医行为分为完全遵医行为、不完全遵医行为或不遵医行为。

产生不遵医行为的因素很多：①患者所患疾病类型、症状严重程度及患者的就医方式。②患者对医护人员缺乏信任或有抵触情绪。③患者对医嘱有理解上的偏差，或医嘱太复杂，患者记不住。④患者对诊断检查及治疗措施有疑虑或恐惧，害怕带来痛苦或不良后果；或医师治疗措施与患者的主观愿望不吻合。⑤治疗效果不明显，尤其是慢性疾病，患者容易缺乏治疗的耐心和信心。⑥医疗知识贫乏，对不遵医行为的后果认识不足。⑦由于继发性获益，企图长期占有患者角色，摆脱社会责任等。⑧患者的愿望与医师采取的措施不一致等。提高患者遵医率需要医院和患者等各方面的有效配合。

第二节　患者的一般心理特点

一、患者的心理需要

患者在进入患者角色后，随角色的变化其心理和行为上也发生了相应的变化，产生了新的心理需要。具体可有心身康复的需要、安全的需要、爱与归属的需要、尊重的需要、患病时的自我成就需要。

二、患者的心理反应

（一）认知的改变

患病后，患者会产生感知觉的异常、有程度不等的记忆减退，思维活动也受到一定的影响。

（二）情绪反应

患者最为普遍存在的情绪特征是心境不佳，其次是情感脆弱、情绪不稳定，容易激惹，容易接受消极语言的暗示和诱导。临床常见的情绪问题有焦虑、恐惧、抑郁、愤怒等。

（三）意志的改变

疾病使患者产生依赖心理与行为，出现顺从依赖、主动性减低；有的人患病后会变得敏感多疑、缺乏主见；有些患者进入患者角色以后，表现软弱、情感易冲动，不能忍受委屈和挫折，稍遇困难便动摇、妥协、失去治疗的信心。

（四）人格的改变

个体患病后，尤其在某些特殊情况下，比如有些慢性迁延性疾病、致命性疾病、毁容、截肢等，有可能导致一个人的基本观念发生变化，故而引起人格的改变。

第三节　患者的心理问题及干预

一、门诊患者的心理问题及干预

门诊患者的心理问题及特点表现为：焦躁不安，急于就诊；挑选医师，以求高明；祈求医师，期待正确诊疗；紧张不安，诉说杂乱。

门诊患者心理问题干预主要是在掌握门诊患者心理反应特点及其一般规律、个体心理需要的独特性等基础上，以满足患者的心理需要。

二、急诊患者的心理问题及干预

急诊患者大都是起病急、病情重、生命垂危，需要抢救的人。由于事发意外，患者发病前缺乏心理准备，难以适应。易表现为紧张恐惧，害怕死亡、害怕残疾、害怕失去功能等，甚至有濒死感，迫切希望医务工作者采取有效的抢救措施，保证其生命安全，使其顺利度过危险期。

慢性病恶化时，患者表现敏感、多疑、易激动，常通过观察医务工作者的言行来猜测自己病情的严重性。

在接诊急诊患者和治疗过程中，及时了解患者的心理状况，关心患者，对出现的心理问题及时进行心理疏导。

三、手术患者的心理问题及干预

手术患者的心理问题可分为术前心理反应和术后心理反应。

术前心理反应主要有：情绪反应，压抑和否认等自我防御反应；对手术过程中可能情况的期望；趋 - 避动机冲突。

患者术后，随着手术切口的逐渐愈合，患者对于不时出现的疼痛与不适感到心烦意乱的同时，开始考虑手术对自己健康、工作、学习和家庭的不利影响，如术后留有后遗症或出现功能损害、术后长期卧床或不能继续工作，接受器官移植的患者可产生心理上的排斥反应，整（美）容和矫形手术可能对患者造成影响等，患者会进入沮丧、失望、悲观、无助和忧虑的心理反应期。

手术患者心理问题可在心理支持与指导、提高患者的社会支持的基础上，采用行为控制技术，如放松训练、示范法、分散注意法、催眠暗示法和认知行为疗法进行干预。

四、恶性肿瘤患者的心理问题及干预

恶性肿瘤患者的心理反应有四期：休克 - 恐惧期、否认 - 怀疑期、愤怒 - 沮丧期、接受 - 适应期。

根据恶性肿瘤患者受教育程度、心理素质不同，采取不同的心理护理措施。在患者治疗中，要减轻患者的疼痛，可采取经常变换体位、支托痛处、局部按摩、冷或热敷等方法。对处于不同心理反应时期的患者，要采取针对性措施加以引导和管理，帮助患者减轻负性情绪。同时要纠正错误认知，配合治疗。做好健康知识宣传，倡导建立健康的生活方式。

五、慢性疾病患者的心理问题及干预

慢性疾病患者的心理特征主要有以下几个方面：①患者长期受病痛折磨，正常的工作、学习和生活受到影响。②患者求医心切，四处求医，接受多种治疗；慢性病病因复杂、病程长、见效慢，患者对治疗不信任，不积极配合治疗，有的患者会反复要求会诊或改变治疗方案，甚至自行更换药物，导致病情恶化；有的患者会在不同的医院进行检查和治疗。③患者担心疾病出现不良后果，对躯体的各种感受都较敏感，对自己身体的细微变化感受性明显增高，尤其对疾病的症状反应明显，常为病情的反复而恐惧紧张。④慢性疾病患者进入患者角色时，心理上缓慢适应了患者的角色。⑤药物依赖和拒药心理，慢性病患者长期服用某种药物后在因治疗需要停用或换用其他药物时，患者会紧张和担心，甚至出现一些躯体反应；有些慢性病患者则担心长期服用药物产生的毒副反应，产生恐惧心理，甚至拒绝执行医嘱或擅自将药物换掉、扔掉；有的患者偏听偏信，乱用药，打乱了治疗程序，造成了不良后果。

慢性疾病患者要积极开展健康教育，帮助患者学习与疾病相关的知识、日常饮食和运动锻炼注意事项等；提供心理支持，鼓励患者在积极配合治疗的同时，要逐渐适应患者的角色；要进行情绪管理，及时摆脱情绪困扰；加强社会适应，应尽可能地参与社会生活，在工作和交往中发现新的自我价值和生活乐趣，使生活更加充实。

六、临终患者的心理特点及调适

临终患者的心理活动变化分为五个时期：否认期、愤怒期、妥协期、抑郁期、接受期。

各种疾病末期，治疗已经无效，生命即将结束，这时所实施的护理称之为临终关怀。临终关怀是指对生存时间有限（6 个月或更少）的患者进行适当的医院或家庭的医疗及护理，以减轻其疾病症状、延缓疾病发展的医疗护理。

重点和难点解析

本章重点：患者概念及患者角色；患者的一般心理特征与干预；恶性肿瘤和慢性疾病、手术患者的心理问题及干预。

本章难点：临床工作中如何能够识别患者角色和结合需要层次理论理解患者的一般心理需要。

患者在进入患者角色后，随角色的变化其心理和行为上也发生了相应的变化，产生了新的心理需要。具体的心理需要有心身康复的需要、安全的需要、爱与归属的需要、尊重的需要、患病时自我实现的需要，可以按照心理需要层次理论进行理解。

患病个体在进入患者角色时有社会角色退化、自控能力下降、求助愿望强烈、合作意愿增强、恢复后有承担病前的社会责任和义务等特点。可表现出患者角色冲突、患者角色强化、患者角色缺如、患者角色减退、患者角色恐惧、患者角色隐瞒、患者角色假冒等。

（孙永胜）

练 习 题

A1 型题

1. 已进入角色的患者由于更强烈的情感需要不顾病情而从事力所不及的活动，表现出对疾病的考虑不充分或不够重视而影响到疾病的治疗，属于

A. 角色冲突　　B. 角色行为缺如
C. 角色行为减退　　D. 角色行为强化
E. 角色行为异常

2. 进入患者角色的根本原因是

A. 从原有的社会角色中解脱　　B. 环境发生了改变
C. 患病　　D. 处于被帮助的地位
E. 享受特殊待遇

3. 患者抑郁、厌世，以至于自杀，属于
A. 患者角色强化
B. 患者角色异常
C. 患者角色冲突
D. 患者角色减退
E. 患者角色缺如
4. 出现小病大养的情况可能属于
A. 患者角色减退
B. 患者角色缺如
C. 患者角色冲突
D. 患者角色强化
E. 患者角色异常
5. 医师判断患者疾病已经康复，但患者本人认为自己还需要住院治疗，属于
A. 角色行为减退
B. 角色行为异常
C. 角色行为强化
D. 角色行为冲突
E. 患者角色适应
6. 关于求医行为，哪项最正确
A. 求医行为的人肯定自觉有病
B. 一个人身体出现病变时就会产生求医行为
C. 求医行为主要取决于疾病的性质
D. 求医行为受多种心理社会因素的影响
E. 求医行为主要取决于疾病的严重程度
7. 对于患者来说，最重要的、最优先的需要常常是
A. 生理的需要
B. 爱和归属的需要
C. 安全的需要
D. 尊重的需要
E. 自我实现的需要
8. 当一个人真正意识到病情严重，初次感到死亡的威胁时，典型的反应是
A. 感到抑郁
B. 感到异常愤怒
C. 感到震惊并否认疾病
D. 接受事实，并寻找可能的补救办法
E. 产生焦虑情绪
9. 患者意志特征是
A. 主动性降低、耐受能力和自控能力增加
B. 主动性降低、耐受能力和自控能力下降
C. 主动性增加、耐受能力和自控能力下降
D. 主动性、耐受能力和自控能力增加
E. 主动性和自控能力下降、耐受能力增加
10. 门诊患者的心理特点**不包括**
A. 焦躁不安，急于就诊
B. 挑选医师，以求高明
C. 祈求医师，期待正确诊疗
D. 紧张不安，诉说杂乱
E. 坦然面对，不紧张
11. 手术患者术前最常见的心理反应是
A. 担忧、焦虑
B. 抑郁、无望
C. 敌对
D. 愤怒
E. 过度依赖

12. 患者对医务人员出现攻击性行为，属于

A. 患者角色减退　　B. 患者角色缺如

C. 患者角色冲突　　D. 患者角色强化

E. 患者角色异常

13. 一旦被确诊为恶性肿瘤，患者心理反应会顺次出现以下四期

A. 否认 - 怀疑期、接受 - 适应期、愤怒 - 沮丧期、休克 - 恐惧期

B. 愤怒 - 沮丧期、休克 - 恐惧期、接受 - 适应期、否认 - 怀疑期

C. 休克 - 恐惧期、否认 - 怀疑期、愤怒 - 沮丧期、接受 - 适应期

D. 愤怒 - 沮丧期、否认 - 怀疑期、休克 - 恐惧期、接受 - 适应期

E. 否认 - 怀疑期、休克 - 恐惧期、接受 - 适应期、愤怒 - 沮丧期

14. 患者的心理特征不包括

A. 抑郁心境，消极悲观　　B. 怀疑心理，缺乏治疗信心

C. 紧张焦虑　　D. 适应“患者角色”

E. 愤怒、沮丧

15. 濒死患者心理活动分为五个连续的阶段，即

A. 愤怒期、否认期、协议期、抑郁期和接受期

B. 否认期、协议期、抑郁期、愤怒期和接受期

C. 协议期、否认期、愤怒期、接受期和抑郁期

D. 否认期、愤怒期、协议期、抑郁期和接受期

E. 抑郁期、协议期、否认期、愤怒期和接受期

A2 型题

16. 某严重冠状动脉硬化性心脏病患者需要做冠状动脉搭桥手术，术前患者出现了一系列心理反应，关于这些术前心理反应的认识，哪项是错误的

A. 患者术前的心理反应对手术和术后的恢复必然产生负面的影响

B. 术前焦虑水平很高或很低者，预后不佳

C. 术前焦虑水平适中者，术后结果最好

D. 术前所出现的焦虑和恐惧是正常的情绪反应

E. 术前对医师和手术抱有期望是患者的正常心理反应

17. 某患者被确诊为肺癌，以下哪期不属于患者的心理反应时期

A. 否认 - 怀疑期　　B. 心理障碍期

C. 休克 - 恐惧期　　D. 愤怒 - 沮丧期

E. 接受 - 适应期

18. 张先生，50 岁。在一次心肌梗死发作后已缓解，仍卧床不起，病情稳定后仍要家人喂饭、穿衣，拒绝活动，他的行为属于

A. 患者行为角色异常　　B. 患者行为角色减退

C. 患者行为角色缺如　　D. 患者行为角色强化

E. 患者行为角色冲突

19. 李先生，男，46 岁，已被确诊为肺癌，即将进行肺部肿瘤切除术，下面哪项心理准备是无效的

A. 提供情绪支持　　B. 提供有关信息

C. 进行行为应对训练
D. 对手术提供示范和脱敏
E. 鼓励患者积极进入患者角色

20. 王女士，八级钳工，患糖尿病住院接受治疗。离开了熟悉的工作环境和同事，感到孤独、情绪低落。一天，病区水管坏了没人修理。她主动将其修理好，得到了大家的肯定。在以后的几天，该女青年情绪明显好转。这说明她的哪种需要得到了满足

A. 生理需要
B. 安全的需要
C. 爱和归属的需要
D. 尊重的需要
E. 自我成就的需要

A3/A4 型题

（21～23 题共用题干）

李女士，30 岁。1 个月前因乳腺癌进行手术。术后一般情况良好，但患者情绪低落，常常独自流泪，对自己的生存非常悲观，各种兴趣下降，整夜难眠，常出现轻生的念头。

21. 患者的这种情绪状态是

A. 焦虑反应
B. 抑郁反应
C. 恐怖反应
D. 愤怒反应
E. 情绪应激状态

22. 患者这种情绪反应强度主要取决于

A. 患者疾病的痛苦程度
B. 患者可能的生存期长短
C. 病情对于前途的影响
D. 患者经济上的损失
E. 患者赋予所失去东西的主观价值

23. 对于这种患者，临床上一般采用哪些干预措施

A. 支持性心理治疗
B. 认知疗法
C. 放松疗法
D. 药物治疗
E. 行为疗法

（24～25 题共用题干）

李先生，教授，平时工作、科研非常忙，常感胃部不适。在上个月单位常规体检时，查出慢性浅表型胃炎伴糜烂。医生建议他注意休息并住院观察。但患者在住院期间听说自己的科研项目出现了难题，不顾医务人员的劝说，并坚持自己没有得病，只是胃不舒服，坚决要求出院，后经单位领导做思想工作才勉强同意住院。

24. 这种行为属于患者角色适应不良的

A. 角色冲突
B. 角色减退
C. 角色缺如
D. 角色异常
E. 角色隐瞒

25. 针对该教授医护人员进行的心理干预哪项是错误的

A. 对患者所患疾病进行健康教育
B. 建立和谐的医患关系
C. 详细介绍医嘱，纠正患者医嘱理解偏差
D. 就治疗效果及时沟通，加强患者治疗的耐心和信心
E. 防止患者对病情的猜忌，不利康复，对患者医嘱理解的偏差不予解释

练习题参考答案

章										
第一章	1. D	2. A	3. C	4. E	5. B	6. D	7. B	8. E	9. A	10. D
	11. B	12. E	13. A	14. D	15. D	16. E	17. A	18. C	19. A	20. D
	21. A	22. D	23. E							
第二章	1. B	2. E	3. D	4. B	5. D	6. B	7. A	8. B	9. B	10. B
	11. C	12. D	13. D	14. E	15. D					
第三章	1. B	2. C	3. E	4. C	5. A	6. C	7. E	8. D	9. A	10. B
	11. D	12. A	13. E	14. D	15. D	16. B	17. B	18. C	19. B	20. D
	21. A	22. D	23. B	24. A	25. B	26. A	27. B	28. C	29. B	30. A
	31. D	32. B	33. C	34. C						
第四章	1. B	2. D	3. D	4. E	5. B	6. B	7. C	8. D	9. E	10. B
	11. C	12. D	13. B	14. A	15. E	16. D	17. C	18. D	19. E	20. C
	21. B	22. B	23. A	24. C	25. B	26. C	27. A	28. E	29. B	30. E
第五章	1. C	2. E	3. B	4. B	5. C	6. B	7. B	8. B	9. D	10. A
	11. D	12. A	13. E	14. C	15. B	16. E	17. E	18. B	19. D	20. E
第六章	1. A	2. D	3. D	4. B	5. B	6. B	7. C	8. A	9. A	10. E
	11. D	12. B								
第七章	1. D	2. E	3. A	4. C	5. D	6. D	7. B	8. C	9. A	10. B
	11. A	12. B	13. E	14. E	15. B	16. B	17. C			
第八章	1. C	2. B	3. B	4. C	5. E	6. D	7. B	8. E	9. E	10. E
	11. C	12. A	13. D	14. C	15. D	16. B	17. E	18. B	19. C	20. A
	21. C	22. A	23. C							
第九章	1. D	2. B	3. C	4. E	5. D	6. B	7. A	8. B	9. A	10. D
	11. E	12. B	13. B	14. A	15. A	16. A	17. B	18. C	19. D	20. C
	21. C	22. E	23. A	24. C	25. B					
第十章	1. B	2. C	3. B	4. D	5. C	6. D	7. C	8. C	9. B	10. E
	11. A	12. E	13. C	14. E	15. D	16. A	17. B	18. D	19. E	20. E
	21. B	22. E	23. B	24. A	25. E					